睡眠の常識はウソだらけ

堀 大輔 著
Daisuke Hori

Forest
2545
Shinsyo

まえがき　睡眠の常識があなたを不安と不健康に陥れる

ある高齢者が感じていた睡眠の恐怖

知人のセミナーにゲストとして登壇したときのことです。高齢のお客様からこんな質問を受けました。

「以前は朝までぐっすり眠れたのに、ここ数年は早く目が覚めるようになり、睡眠時間がかなり減ってしまいました。睡眠時間が少ないと病気になりやすく、早死にするらしいと聞いて、いつも不安です。今は大丈夫ですが、そのうちガタがきて大病を患《わずら》うかもしれないという恐怖も感じています。どうすればぐっすり眠ることができるのでしょうか？」

私は次のように答えました。

「寝なくていいですよ。むしろ寝たほうが病気のリスクが高まります。ですので、無理に寝ようとしないでください」

こんな返答、はじめて聞いた人は「何をバカなことを言ってるんだ」と思うでしょう。しかし、このセミナーでは私のバックボーンも紹介されていたので、質問をしたお客様は、すんなりと受け入れてくれました。それどころか、驚いたことに、涙まで流して喜んでくれたのです。

「現代社会では、日本人の8割がまともな睡眠をとれていない」

そのように主張する著名な睡眠学者がいます。しかし、この睡眠学者の主張や考察は、果たして真実を言えているのでしょうか……?

むしろ、「普通の睡眠生活」を送っている人に対して、いたずらに不安を煽《あお》り、恐怖心を植えつけているだけなのではないかと私は思います。

睡眠の常識によって健康な人が不健康にされている……。先の高齢の方の様子を見て、そんな本末転倒なことが起こっていると思わずにはいられませんでした。それが、私が本書を書く大きなきっかけとなったのです。

1日45分以下のショートスリーパーも常識に苦しめられた

私はもともと1日8時間以上眠るロングスリーパーでしたが、今は1日平均45分以下のショートスリーパーになっています。かなり多趣味なこともあり、活動時間を確保するために睡眠時間を削ろうとしたのがきっかけでした。

しかし私とて、すぐにショートスリーパーになれたわけではありません。7年もの間、試行錯誤を繰り返しました。今となっては、私のセミナーに来て1日でショートスリーパーになられた人がいるにもかかわらず、私自身は寄り道を繰り返し、路頭に迷いつづけていたのです。

当時を振り返ってみると、睡眠学者の主張を鵜呑《うの》みにして仮説を立てていたときほど、睡眠に悩み、望む結果が得られませんでした。当時と比べて、今の私は心身ともに健康そのものです。

睡眠の常識というのは非常に強固です。誰もが睡眠の気持ちよさを知っているがゆえに、「寝ないと病気になりやすい」「日本人の睡眠時間は足りていない」という言説を何の疑いもなく受け入れてしまっています。そして睡眠に対するほとんどの研究も、「睡眠は身体にいいもの」「寝ないと不利益が生まれる」という既定路線に沿って調べられるわけですから、その常識はより強固なものになるのです。

私がショートスリーパーになることができた一番の要因は、そうした「世の中で言われている睡眠の効果・効能は本当に正しいのか？」と疑い、独自に調査したことです。その結果、世に流布する睡眠の常識やその理論、研究エビデンスがいかに的外れであるかということに気づきました。

しかも、そのずさんな睡眠研究の中身をろくすっぽ検討もせず、結論だけが安易に引用されて情報が流されるのですから本当に辟易《へきえき》としてしまいます。わかりやすく言えば、ウソだらけのデータをベースにして構築された新しいウソが常識として流布されるわけです。

世の中には、そのようにしてフェイクニュースがあふれるわけですが、睡眠業界においてもその傾向は同じなのです。しかし、フェイクニュースと呼ばれるものに対してはその裏取りをし、真実を探ろうとする人はたくさんいますが、前述したとおり睡眠の常識を疑う私のような奇特な人はほとんどいないのが現状です。

そして、世の中にあふれる睡眠の常識に囚われなくなったとき、私ははじめて安定したショートスリーパーになることができました。日中の眠気に悩むこともなくなり、睡眠時間が短いにもかかわらず起床時の爽快感《そうかい》はえも言われぬものになりました。

私がショートスリーパーになってから約10年が経過し、今では一般社団法人日本ショートスリーパー育成協会を立ち上げ、「ネイチャー・スリープ（Nature sleep）」という睡眠をコントロールするカリキュラムを伝えています。睡眠をコントロールするというのは、睡眠時間はもちろん、すっきりとした起床やスムーズな就寝、日中の眠気のコントロールも含みます。

ショートスリーパーになれない人が囚われているもの

これまで1000人以上の方が私のネイチャー・スリープのカリキュラムを受講しました。受講生には、自分自身の睡眠をコントロールするために、活動中や、寝入りの状態、起床の状態の観察をしてもらいます。そしてうまくいかない場合は、自分の理想に近づけるよう、睡眠の習慣や癖の修正を行ってもらいます。

しかし、睡眠のコントロールがうまくできず、自身の理想の睡眠時間を手にできない人もごく少数存在します。それはどんな人かと言うと……残念ながら、現代社会の睡眠の常識に囚われ、固定観念が払拭《ふっしょく》できない人です。

私がかつてショートスリーパーになろうと躍起になっていた頃のように、間違った睡眠の常識に囚われている限りは、自分が望むように睡眠をコントロールすることは難しいのです。

したがって私は受講生に対し、まずは世の中で正しいとされている睡眠の常識を引き剥《は》がし、睡眠の正しい考え方やその観察方法を伝授しています。結果として、多くの受講生が、睡眠というよくわからないものに悩んだり、焦ったりすることなく冷静に対処できるようになっています。

本書はあなたの人生のほとんどを否定するかもしれません

この本は、あなたが今までの人生で、真実と信じてきたものを「あ、それウソだよ」と言って否定する本です。

1日6時間であれば人生の4分の1……、1日8時間であれば人生の3分の1を占める睡眠時間を否定するわけですから、もしかしたら自分自身や人生そのものを否定されるように感じる読者もいるかもしれません。

当然、筆者としてはそのように受け止められるのは本意ではありません。私は現代の睡眠の常識に一石を投じて、みなさんに冷静な目でもって睡眠について考えていただきたいだけです。

「もしかしたら睡眠の常識によって、私は悩むべきでないことに悩み、心身ともに不健康になっているかもしれない……」

そんな視点を少しでも持ってお読みいただければと思います。

もちろん、どの情報を信じるかは、あなたの自由です。この本を信用しないという選択をしていただいてもかまいません。

ただ、読者のみなさんが、睡眠や、その他の情報に対して、本当かどうかを見極める目を持てるようになってくだされば、私がこの本を執筆した意味もあるかと思います。

なお、本書にはショートスリーパーになるためのノウハウは書いていません。ショートスリーパーになるための詳細について知りたい方は拙著『できる人は超短眠!』(フォレスト出版)をお読みください。ただし、睡眠の常識とそのウソを記した第2章、睡眠の害について記した第4章におけるいくつかの記述について、『できる人は超短眠!』の第1章の内容を流用して組み込ませていただきました。

不眠症で悩んでいる方や、自分の睡眠時間が日本人の平均や理想とされる睡眠時間よりも短くて不安のある方、ショートスリーパーを目指しているけれども、もっと自分の活動に確信を持ちたい方は、本書を読むことによって極めて大きな成果を得られることでしょう。

もくじ●睡眠の常識はウソだらけ

第2章 睡眠の常識にだまされてはいけない

第4章 睡眠が生み出す身体への毒

カバーデザイン●河村　誠　図版作成●富永三紗子　本文デザイン・DTP●フォレスト出版編集部

筆者の「睡眠の定義」について

第1章から、現代の睡眠の常識についてさまざまな面から考察し、理想の睡眠生活を手に入れる方法を説明していきます。

しかし、筆者である私が1日45分以下のショートスリーパーという、一般的には特殊な生活をしているがゆえに、はじめに睡眠に対するスタンスをお伝えしておかなければなりません。それを理解しないままお読みいただくと、さまざまな誤解を招きかねないからです。また、そもそも「睡眠の常識」といわれるものについても、識者によって定義が分かれますので整理が必要です。

したがって、本編に入る前に、まずは私の中での「睡眠の定義」をまとめさせていただきます。これを1つの指針として、筆者の主張は信頼に足るか、あるいは一般的な睡眠の常識のほうこそ真実であると見るか、読者のみなさんに判断いただきたいと思います。

最適な睡眠時間

最適な睡眠時間は決められるものではありませんが、多忙な現代の日本人に最適化するのであれば、できるかぎり短時間睡眠にすべきだと考えています。もちろん、現状の睡眠に満足している人に、いたずらに短時間睡眠をすすめるつもりはありません。

睡眠不足

一般的な「睡眠不足の定義」については、定まっていないと考えるのが自然でしょう。

たとえば、眠気を感じていなくても、平均睡眠時間や推奨される睡眠時間に達していなければ「睡眠不足」、あるいは「睡眠負債」が溜まっていると指摘されることがあります。また、平均睡眠時間や推奨《すいしょう》される睡眠時間より寝ても、日中に眠気が発生すれば睡眠不足といわれることがあります。

そこで私は、睡眠時間ではなく、「睡眠物質（アデノシン）の脳内蓄積が睡眠の最中に解決しきれていない状態」を「睡眠不足」と定義します（ただし、必ずしも睡眠不足だからといって、眠気が発生するわけではありません)。

自分の意思ではなく、労働などの外圧によって短時間睡眠が常態化している場合、心身にさまざま悪影響を与えるという点については、私も同意します。

しかし、睡眠不足の定義すら曖昧《あいまい》なまま、睡眠の問題を語られることで不安感が煽られている現状も問題だと考えています。なぜなら、その不安感が心身に悪影響を与えているからです。特に不眠の人にとっては、切実な問題です。

睡眠の害

「国民総睡眠不足社会」といわれている今、睡眠を積極的にとることが正しいという論調が支配的です。

しかし、第4章で詳述しますが、睡眠そのものにも、心身に及ぼす害があることがほとんど知られていません。「寝ないほうが健康になる」「長時間眠る人ほど、睡眠の害の影響を受けてしまう」という考えが成り立つのです。

現時点で受け入れがたい人もたくさんいるでしょうが、こうした情報は「長時間寝ないと健康を害する」という常識に囚われて不安になっている人、不眠の人、ブラック企業勤めなど、環境的に睡眠時間が確保できない人にとっては、救いになる情報です。

ただし、私の主張における「睡眠の害」とは、長時間の睡眠の場合のことであり、短時間睡眠にはメリットがあると考えます（情動記憶の強化や、認知資源の回復など）。

私はあくまで、睡眠時間の短縮を提案しているのであって、断眠を推奨しているわけではありません。そもそも、視索前野《しさくぜんや》（睡眠に必要な脳の部位）が破壊されない限り、人間はどこかのタイミングで睡眠に至ります。睡眠をとらないと、アデノシンといった睡眠物質が脳に蓄積され、1日以上睡眠を取らないときには、およそ耐え難いほどの眠気が発生するためです。考え方はさまざまありますが、自然に考えても、睡眠はすべての生物が摂取している行動です。人間社会が24時間になったからといって、おいそれと睡眠中枢がなくなるということはありません。

理想の睡眠

睡眠そのものの理想を追うのではなく、自身のライフスタイルに合わせてカスタマイズされた睡眠こそが理想と考えます。

つまり、睡眠だけにフォーカスを当てず、自身の活動を考慮し、適切に眠気の予防や対策を行えば、睡眠時間はさほど問題ではないと考えます。自分自身の置かれている環境や予定などによって、臨機応変に対応することが重要なのです。

しかし、いたずらに毎日、睡眠時間を変化させるのではなく、毎日規則正しく生活することが、健康に有益なことは間違いありません。睡眠時間、活動時間ともに、余裕を持った入眠や起床時間を設定し、確実にその時間を守ることが理想です。

ショートスリーパー

睡眠不足でも無理やり起きていることではなく、睡眠をとらなくても眠気をコントロールできるのがショートスリーパーと考えています。

①不眠症の原因と言われる入眠に悩まない。

②睡眠時間をコントロールし、自分の理想としている睡眠時間を眠ることができる。多忙であり、情報量も多く、また娯楽も多い現代において、睡眠のコントロールができるようになったほぼすべての人がショートスリーパーとなるため、実質睡眠時間のコントロールとは短時間睡眠を指すといっても過言ではない。

③60％以上の人が苦しんでいると言われる起床に苦しまず、爽快な目覚めができる。

④日中の眠気をコントロールし、集中すべきときには集中し、寝たいときには眠気を発生させることができる。

以上のように、睡眠についての4つの項目をコントロールし、睡眠について悩むことが一般的な人よりも少なくなっている人のことを、ショートスリーパーと定義しています。

第1章

ショートスリーパー式
最高の睡眠の見破り方

私の処女作に対する批判について考えてみる

2016年に上梓《じょうし》した私の処女作『できる人は超短眠！』では、「日本人は眠りすぎ」「寝ないほうが健康になる」「睡眠はお肌の大敵」といった、世に流布する睡眠の常識とは真逆の論を展開し、3時間以下睡眠のショートスリーパーになる方法をお伝えしました。

予想以上の反響があり、おかげさまで何度か版を重ねることができました。そしてその評価については、アマゾンで検索していただければ一目瞭然《いちもくりょうぜん》、賛否が両極に分かれています。

一般的な常識に照らし合わせてみると過激な主張を繰り返す本でしたので、批判が出るのは覚悟していましたが、そうした声と同程度に賛同してくださる読者がいたという事実に、私はこの上ない励ましを得ました。

とはいえ、ご批判をいただいたのは事実。特に私の睡眠の新理論の根拠に「科学的エビデンスが少ない」「科学的エビデンスが古い」といったご意見を賜りました。

ショートスリーパーになる方法は、私がつくったメソッドということもあり、「ショートスリーパー」の商標も保有しています。つまり、他のエビデンスを複合した理論というよりも、実践的な行動ノウハウの部分が多くなっていました。

私の実績や受講生に起こった変化などはいくらでも紹介できますが、私以外で短時間睡眠の実績や理論を語れる人は存在しないでしょう。そもそも、ないものは引用できないということもありました。

おこがましい例えですが、野球のバッティングをイチロー選手から習おうと思ったときに、「それってエビデンスあるんですか?」と聞くことはないと思います。野球におけるイチロー選手のように、短時間睡眠に関して、私は誰にも劣ることのない絶対の実績と自信があります。1日45分の睡眠を10年続けてきただけではなく、多くの人々の指導で培った成功ノウハウや失敗例を保有しているからです。

しかし、本書はそのノウハウを紹介する本ではないので、可能な限りさまざまな文献を用いて論じていきたいと思います。

では、そもそも世の中で常識とされている睡眠理論は、私の処女作とは違い、最新の、正しい科学的エビデンスに基づくものなのか。そこから探ってみたいと思います。

ずさんな調査が睡眠の常識をつくり出す

睡眠に関する世界中の研究において、今、最も多く引用されているものの１つに、「ピッツバーグ睡眠質問票」という睡眠の質を定量化（質的側面ではなく、量的側面に注目し、数値を用いて分析、記述すること）する方法、ツールを開発した論文[1]があります。

ピッツバーグ睡眠質問票は大問9問と小問10問で構成されており、独自の計算方法でスコアが5点以下なら睡眠が良好と判断でき、6点以上なら睡眠に問題がありと判断する、よくあるチェックリストみたいなものです。検索すればインターネット上にも見つけられますので、ぜひ試してみてください。これが作成されたのはなんと１９８９年で、約30年も前のものです。

この論文はごく最近の睡眠研究の論文でも次々に引用されており、これまで引用した論文の数はなんと計1万４８２３件（２０１８年11月20日現在）。他の有名な睡眠の論文と比較しても圧倒的な引用数です。どれだけ最新の論文やエビデンスであろうと、睡眠の質や睡眠障害の度合いを定量化する精度は1989年止まりなのです。

これだけ多くの論文で引用されているピッツバーグ睡眠質問票ですから、さぞ重厚な内容で精密な定量化の手段と思いきや、そのあっけなさには思わず開いた口がふさがりません。

このピッツバーグ睡眠質問票の一部を紹介しましょう。

問6　過去1カ月間において、ご自分の睡眠の質を全体として、どのように評価しますか？

0．非常に良い
1．かなり良い
2．かなり悪い
3．非常に悪い

まったく同じ内容を、ネイチャー・スリープの説明会（初参加の人が対象）の冒頭で、

50人に質問したところ、計45人、9割の人が「2.かなり悪い」と「3.非常に悪い」と回答しました。サンプル数は50人のみですが、大雑把に日本人全体で考えた場合でも、9割近い人が自分の睡眠の質に不安を持っていると回答するだろうと想像できます。

読者のみなさんも感じているでしょうが、回答した参加者の1人から、「そんな質問の仕方はよくないですよ。ほとんどの人が悪いって答えるに決まっているじゃないですか」と言われました。私もそのとおりだと考えています。そもそも「かなり良い」と「かなり悪い」の間がないのですから、どうしたって結果に偏りが出るでしょう。

29ページと31ページにピッツバーグ睡眠質問票の全問題を入れましたが、先の問6以外でも疑問に思うところがあります。たとえば、問5では、「過去1カ月間において、どれくらいの頻度で、以下の理由のために睡眠が困難でしたか？　最もあてはまるものを1つ選んでください」とあります。すでに回答者に「睡眠に困難がある」ことが前提でつくられた質問のように感じる方もいるのではないでしょうか。

ピッツバーグ睡眠質問票

過去1カ月間における、あなたの通常の睡眠の習慣についておたずねします。過去1ヶ月間について大部分の日の昼と夜を考えて、以下の質問項目にできる限り正確にお答えください。

【問1】過去1カ月間において、通常何時ごろ寝床につきましたか？

就床時刻　　時　　　分

【問2】過去1カ月間において、寝床についてから眠るまでにどれくらい時間を要しましたか？

約　　分

【問3】過去1カ月間において、通常何時ごろ起床しましたか？

起床時刻　　時　　　分

【問4】過去1カ月間において、実際の睡眠時間は何時間くらいでしたか？　これは、あなたが寝床の中にいた時間とは異なる場合があるかもしれません。

睡眠時間1日平均約　時間　　分

【問5】過去1カ月間において、どれくらいの頻度で、以下の理由のために睡眠が困難でしたか？　最もあてはまるものを1つ選んでください。

(a) 寝床についてから30分以内に眠ることができなかったから。

0. なし
1. 1週間に1回未満
2. 1週間に1-2回
3. 1週間に3回以上

(b) 夜間または早朝に目が覚めたから。

0. なし
1. 1週間に1回未満
2. 1週間に1-2回
3. 1週間に3回以上

(c) トイレに起きたから。

0. なし
1. 1週間に1回未満
2. 1週間に1-2回
3. 1週間に3回以上

(d) 息苦しかったから。

0. なし
1. 1週間に1回未満
2. 1週間に1-2回
3. 1週間に3回以上

(e) 咳が出たり、大きないびきをかいたから。

0. なし
1. 1週間に1回未満
2. 1週間に1-2回
3. 1週間に3回以上

(f) ひどく寒く感じたから。

0. なし
1. 1週間に1回未満
2. 1週間に1-2回
3. 1週間に3回以上

➡ 31ページへ

この問5の小問を見ても、「咳が出たり、大きないびきをかいたから」とありますが、いびきによって困難になるのはむしろ一緒に寝ている人です（咳といびきを一緒にするというのも、少し不可解に感じました）。「ひどく寒く感じたから」「ひどく熱く感じたから」で「なし」以外の選択肢を選んだ人は、睡眠云々の問題ではなく、単に風邪をひいていたかもしれませんし、そもそも熱帯夜の続く夏だったかもしれません。質問自体にズレを感じてしまうのは私だけではないでしょう。

こうした可能性を度外視して、特別な計算方式で数値化された睡眠の不満を、そのまま使用、参考にした研究結果が、みなさんの睡眠の常識を形成しているのです。

現在の睡眠研究のデータはすべて古い？

もちろん、睡眠の質や睡眠障害の度合いを数値ではかることが難しいことはわかります。「では、どういう手法が新しいのか？」と問われても、正直、私も答えようがありません。矛盾しているようですが、困難だからこそ無理やりにでも数値化、定量化し、統計的手法を用いて分析するのですが、少なくとも、この誘導尋問みたいなア

29ページより

(g) ひどく暑く感じたから。

0. なし
1. 1週間に1回未満
2. 1週間に1-2回
3. 1週間に3回以上

(h) 悪い夢をみたから。

0. なし
1. 1週間に1回未満
2. 1週間に1-2回
3. 1週間に3回以上

(i) 痛みがあったから。

0. なし
1. 1週間に1回未満
2. 1週間に1-2回
3. 1週間に3回以上

(j) 上記以外の理由があれば次の空欄に記載してください。

[　　　　　　　　　　]

【理由】そういったことのために、過去1カ月間において、どれくらいの頻度で、睡眠が困難でしたか?

[　　　　　　　　　　]

【問6】過去1カ月間において、ご自分の睡眠の質を全体として、どのように評価しますか?

0. 非常によい
1. かなりよい
2. かなり悪い
3. 非常に悪い

【問7】過去1カ月間において、どのくらいの頻度で、眠るために薬を服用しましたか(医師から処方された薬あるいは薬屋で買った薬)?

0. なし
1. 1週間に1回未満
2. 1週間に1-2回
3. 1週間に3回以上

【問8】過去1カ月間において、どれくらいの頻度で、車の運転や食事中、その他の社会活動中に、眠くて起きていられなくなりましたか?

0. なし
1. 1週間に1回未満
2. 1週間に1-2回
3. 1週間に3回以上

【問9】過去1カ月間において、物事をやり遂げるために必要な意欲を持続するのに、どのくらい問題がありましたか?

0. 全く問題なし
1. ほんのわずかだけ問題があった
2. いくらか問題があった
3. 非常に大きな問題があった

ンケートが30年も前のものなわけですから、どれだけ最新の論文であろうと「科学的エビデンスが古い」と言えてしまいます。

つまり、私が『できる人は超短眠！』で引用した1980～1990年代の論文を古いというのであれば、睡眠に関するほとんどの論文も古いと言えてしまうのです。

私は睡眠のエビデンスとして、このようにあまりに拙《つたな》いものを、これみよがしに引用文献として貼り付けて、そして「自分自身の論こそ真実である」と理論展開することは、どうしてもできませんでした。

ほとんどの人が、参考文献が貼り付けられていたとしても、その参考文献が真実であるか、どういった実験や統計なのかを調べることはしません。結果として、「参考文献がある＝科学的エビデンスがある」という思い込みだけで、本に書かれていることが真実だと信じることになります。

ピッツバーグ睡眠質問票も含め、多くの睡眠に関する論文や本が、恣意《しい》的にそれらをエビデンスとして引用し、「睡眠とは○○である」と断言していますが、実際にそのしょぼい内容まで調べた人は、ほとんどいないでしょう。

厚生労働省のずさんな睡眠指針を見てみよう

「古い」エビデンスがあふれているのですから、国が発表する睡眠指針についてもたかが知れています。

厚生労働省がまとめている「健康づくりのための睡眠指針２０１４」[2]というものがあります。２０１４年が最新となっています。その中で「睡眠12箇条」といったものをあげていますが、非常に曖昧な表現、かつ当たり障りのないことばかりで、何か言っているようで「何も言っていない」のと同じくらいのインパクトしかありません。

1. 良い睡眠で、からだもこころも健康に。
2. 適度な運動、しっかり朝食、ねむりとめざめのメリハリを。
3. 良い睡眠は、生活習慣病予防につながります。
4. 睡眠による休養感は、こころの健康に重要です。
5. 年齢や季節に応じて、ひるまの眠気で困らない程度の睡眠を。

6. 良い睡眠のためには、環境づくりも重要です。
7. 若年世代は夜更かし避けて、体内時計のリズムを保つ。
8. 勤労世代の疲労回復・能率アップに、毎日十分な睡眠を。
9. 熟年世代は朝晩メリハリ、ひるまに適度な運動で良い睡眠。
10. 眠くなってから寝床に入り、起きる時刻は遅らせない。
11. いつもと違う睡眠には、要注意。
12. 眠れない、その苦しみをかかえずに、専門家に相談を。

睡眠時間においても、明確に示唆している文面はありません。

個人差はあるものの、必要な睡眠時間は6時間以上8時間未満のあたりにあると考えるのが妥当でしょう。睡眠時間と生活習慣病やうつ病との関係などからもいえることですが、必要な睡眠時間以上に長く睡眠をとったからといって、健康になるわけではありません。年をとると、睡眠時間が少し短くなることは自然であることと、日中の眠気で困らない程度の自然な睡眠が一番であるということを知っておくとよいし《ママ》ょう。

つまり、厚生労働省も睡眠時間について、何もわかっていないと推察してもよいしょう！

また、日中の眠気は、みなさんもご経験があるとおり、睡眠時間が重要なのではなく、どのような活動をしているかが重要です。

たとえば、3時間以下の睡眠をとったとしても、片思いの相手と初デートに行くときには、まったく眠くない。しかし、10時間以上眠ったとしても、こたつの中でゴロゴロして、興味のないテレビをボーッと見ているだけであれば、いつの間にか眠くなってしまうものです。

眠気に関しては第5章を一度でも読めば、理解していただけるはずです。

また、厚生労働省が発表していることだから、しっかりと日本国内で調査を行っていると思いこんでいる人がほとんどではないでしょうか。実際は、大多数が米国における睡眠研究を採用して論じられています。睡眠時間は日照時間や、労働時間、通勤時間や、娯楽、ストレスなど、さまざまな事象と相関関係があるものです。日本国内でよくわかっていないことであるため、海外の論文を強引に引用してまとめたものを公表しているのではないかと訝《いぶか》しんでしまいます。

頭ごなしに否定したいわけではありませんし、同意できる箇所もあるのですが、フタを開けてみると、内容は非常にお粗末だと言わざるを得ません。

日本で一番信頼できる総務省統計局発表のデータ

社会生活基本調査など、日本全体の統計を担っている総務省統計局という部署があります。ここをソースとした派手な報道は少ないため、知らないという方も多いかもしれませんが、いわゆる日本における公的な統計としての信用度は、最も高いものだと考えられます。

しかし、現代は民間企業がさまざまな統計調査を実施し、結果を発表できる世の中です。調査と言っても、自分たちに都合のいいような調査結果を強引に導いている可能性も高いですし、他者に都合よく利用されるおそれもあります。

たとえば、一般社団法人日本寝具寝装品協会がホームページで引用している「眠りと健康」というページ[3]では、2016年に博報堂生活総合研究所が行った、「生活者にきいた2017年生活気分」という人々の願望についての統計調査「2017年に力を入れたいこと」のデータを採用しています。

調査結果では「睡眠・休息に力を入れたい」という回答が最も多かったことから、「現代社会において、さまざまな不安やストレスによってなかなか眠れずに悩んでいる人も多くなっています」と記されています。

また、同ページにおいて、「現代の生活において大切にしたいもの」という調査もあり、こちらは2013年のソニー生命保険株式会社が行った、「シニアの生活意識調査」から引用し、そこでは「健康」がトップというデータが使われています。

この2つは、対象年代も違えば、調査された年も違うものです。

また、「睡眠に対するニーズの高まり」と記された円グラフでは「3人に2人が睡眠に不満をもっている」と主張していますが、先の2つの調査と違って出典は明記されず、「第三者機関調査」とだけあります。出典を明記できない何らかの事情があるのでしょうか。

このページがそうだと言うつもりはまったくありませんが、結論ありきで自分たちにとって都合のいい統計データを引っ張ってきて説得材料に使うのは、現代社会では情報発表におけるセオリーとなっています。

では、「本当のデータはどこにあるのか？」という問いの答えに最も近いのが、冒頭の「総務省統計局のデータだ」と考えられます。統計局が恣意的にデータを操作する必要はありませんし、国民の情報を管理している部署ゆえに、数字的な正確さも、調査における回答も信憑性《しんぴょうせい》が高いものと考えられます。

公表しているデータについて、実際に電話をして確認したところ、すべて統計局内で調査をしているものしか数字に反映していないとのことです。つまり、論文や常識といったものは一切引用することなく、調査した数字をそのまま発表しているのです。まさに、感情や常識といったものが反映されていない理想的な数字と言えます。

実は日本人の睡眠時間は長くなっている

この総務省統計局が発表するデータ[4]を見てみると、睡眠における意外な統計結果が見えてきます。

睡眠時間というトピックをまとめたグラフが41ページのものになります。

「平均睡眠時間が思ったより長い」と思われた方もいるかもしれません。

よくメディア上で見かけるものに、「日本人の平均睡眠時間は6・5時間」というデータがあります。20歳以上の成人を対象とした厚生労働省の調査によるものです。

もちろん、本書の読者の多くは20歳以上でしょうから、こちらのデータのほうが自身の感覚に近いかもしれませんが、いちいち短いほうをキャッチーに掲げるのは、そのほうが睡眠に不安を持っている人に訴求しやすいからだろう、と勘繰りたくなります。東京に住む人の平日の平均睡眠時間に限っては6時間以下というデータ[5]もよく使われています。対象となる職業や年齢、地域によって差は出るものです。

平均の睡眠時間1つとっても、どこから調査結果を引用するかでこれほどまでに数字が変わってくるのです。

ちなみにこの項の見出しには、「睡眠時間が長くなっている」と書いてあるのに、年々下がっているのでは？　と気づいた人も多いと思います。からくりを説明します。

20～49歳の年齢では平成28年になると、なんと睡眠時間が伸びており、それ以上に50歳以上の睡眠時間が減少しています。この理由は不明とされていますが、労働時間が増えていることなどが影響していると考えられています。

ここで、恣意的に統計を利用するのであれば、20～49歳のみを抜粋して、「睡眠時間は伸びている！」と主張することも可能なわけです。

総務省統計局は、睡眠だけでなく他の食事や仕事、娯楽といった多種多様なデータを保有していますので、それらとの関連性を考慮したうえで、総合的に睡眠時間について検討しなければ、どんどん本質からズレていくことになります。

睡眠とは数ある活動の一部です。睡眠以外の情報を見ることなしに、より正確に睡眠をとらえることはできません。

平成8～28年の平均睡眠時間推移

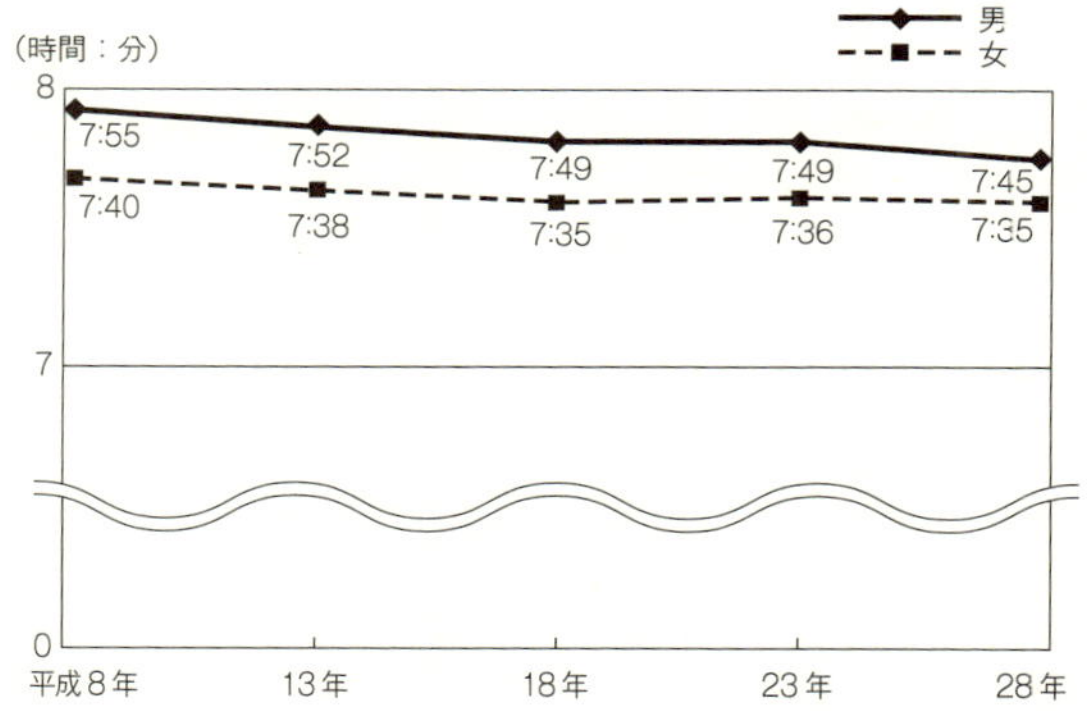

「平成28年社会生活基本調査」より

年齢層別平均睡眠時間の推移

男女	平成8年	平成13年	平成18年	平成23年	平成28年
平均	7:47	7:45	7:42	7:42	7:40
10～14歳	8:38	8:34	8:36	8:35	8:30
15～19	7:49	7:42	7:39	7:42	7:40
20～24	7:50	7:54	7:51	7:56	7:58
25～29	7:38	7:39	7:39	7:43	7:47
30～34	7:30	7:31	7:33	7:37	7:40
35～39	7:24	7:22	7:21	7:23	7:28
40～44	7:19	7:13	7:09	7:12	7:19
45～49	7:21	7:13	7:05	7:03	7:04
50～54	7:26	7:20	7:09	7:06	7:02
55～59	7:33	7:30	7:21	7:14	7:04
60～64	7:48	7:43	7:37	7:31	7:20
65～69	8:04	7:59	7:53	7:48	7:36
70～74	8:22	8:20	8:08	8:01	7:51
75～79	8:44	8:35	8:32	8:22	8:09
80～84	9:13	9:06	8:59	8:48	8:37
85歳以上	10:10	10:03	9:47	9:40	9:26

網掛け部は前回調査より睡眠時間が増えた時間。

（時間：分）

「平成8、13、18、23、28年社会生活基本調査結果」（総務省統計局）のデータを基に作成。

「寝不足は脳に悪い」を突き止めた当たり前すぎる研究

統計以外にも、その根拠となる実験や研究にもツッコミを入れずにはいられません。たとえば、「夜勤明けの医師はタブレットに出現する図形への反応時間が遅い」ということを示したスタンフォード大学の研究[6]があります。この研究報告もさまざまなところで引用され、論じられているようです。

この研究では、夜勤明けと、そうではない医師の20人が被験者です。そして、5分間タブレットの画面にランダムに90回出現する画像が出るたびにボタンを押すという作業をさせます。結果はどうなったでしょうか。なんと、夜勤明けの医師は90回のうち3〜4回も反応できなかったのです。

「睡眠不足のときは、起きているつもりでも脳が眠ることがある！　車を運転するときは気をつけないと！」と思われたでしょうか。それはそれでとても大切なことです。

しかし、冷静になって考えてみてください。これって、すごい発見なのでしょうか？　徹夜明け、つまり睡眠不足の状態で退屈な作業をさせられたら、誰だって眠くなって集中力がなくなるでしょう。

私は短時間睡眠を推奨してはいますが、睡眠不足で判断力が鈍ることがあることを否定してはいません。

連日終電帰りだったり、徹夜が続いたりといったブラック企業に勤める人は、外圧による睡眠不足状態に陥っており、注意力低下どころか、「睡眠時間を長くしなければならないのに」という常識に囚われた結果、うつ病などの精神的な疾患につながる可能性が大です。あくまで私がセミナーなどでお伝えしているのは、そうならないための自発的な短眠法です。

この研究は自明なことをあえて実証したと言う点では評価できるのでしょうが、実は、睡眠関連の情報には、このような「当たり前なこと」を、さも一大事、すごい発見、と大仰に紹介しているものが驚くほど多くあります。

こうした実験結果を研究者が引用し、睡眠不足の弊害を語りだすと、受け手は必要以上に自身の睡眠について不安感を植え付けられます。あるいは、冷静に考えることができればいいのですが、睡眠の常識に囚われている人は、自身の睡眠理論を補完してくれる情報としてありがたく受け入れてしまう傾向があります。

以上、居眠り運転には気をつけましょう！　という気づきを改めて与えてくれる実験でした。

睡眠研究のメッカ、スタンフォード大学のすごい実験とは？

もう1つ、睡眠研究のメッカ、スタンフォード大学で行われた睡眠学の権威デメント教授が行った実験[7]を紹介しましょう。どんなすごいことを発見したのかと期待するかもしれません。

その実験は10人のバスケットボール選手に40日間毎日10時間睡眠をとってもらい、段階的に80メートルの反復走とフリースローの成功率をはかったそうです。その結果、最終的にいずれのスコアも大きく上がったとのことです。

この結果を見ると、長時間眠ったほうが、運動能力が上がると解釈してしまうかもしれません。しかし、この実験はn＝10（つまり被験者は10人だけ）という非常に少ない人を対象としているトホホなデータです。また、被験者はスタンフォード大学というエリート学生で、さらにバスケットに勤《いそ》しんでいることから、もともと日中の活動時間は長いのでしょう。すると、普段どおりの生活をしているときと、睡眠時間を強制的に10時間以上とらせるときは明らかに日々の活動内容が変わってくるはずですが、そこが実験の変数としては反映されていません。

そもそも、40日間、毎日ダッシュとフリースローを繰り返したことで上達した可能性も考えられます。つまり、必ずしも睡眠時間だけの問題とは考えられないのではないでしょうか。

スタンフォード大学、しかもその権威による実験なのだから、と納得すれば楽ですが、仮に私が長時間睡眠をすすめる学者だったとしても、これを主張のエビデンスとして使うのははばかられます。

もちろん、私の考えよりこの実験が示した可能性のほうに説得力があると感じたのであれば、ぜひ今日から毎日10時間睡眠をし、その結果を教えてください。たとえ寝坊しようが、残業をやめようが、見たいテレビややりたい趣味をあきらめようが、40日後にはそうしたマイナス要素を補って余りあるほどパフォーマンスが向上し、仕事がバリバリはかどり、素晴らしい成果を上げているかもしれません。アスリートの方は先のバスケットボール選手のように劇的にスコアがアップするかもしれません。

ただ、あなたが寝ている10時間の間、私のようなショートスリーパーは仕事を進め、筋トレやジョギングなどの運動をし、サプリメントやプロテインといった栄養を定期的に補給し、家族との団らんや趣味に時間を使いますが。

「適切な睡眠時間（ここでは10時間）」を優先したうえで日中の活動を行うか、自分のライフスタイルに合わせて睡眠時間をカスタマイズするか——。結局、こうした実験結果を見たときに、どちらが自分に合っているか、現実的か、または満足度や生産性はどうか、という観点から冷静に判断することが大切なのだと思います。

ショートスリーパーは遺伝で決まるという研究

「ショートスリーパーになれるかどうかは遺伝で決まるのだから、無理に短時間睡眠を目指すのは危険だ」という主張[8]もよく見かけます。

しかし、実際にｎ＝１０００以上の受講生がショートスリーパーになっています。

彼らはもともと「普通」と呼ばれる睡眠時間でしたが、ショートスリーパーになって幸福を手に入れています。「はい、論破」と言うつもりはありませんが、ぜひ私をはじめとした受講生の遺伝子の研究をしていただきたいと思っています。

私が1日45分以下のショートスリーパーだと話すと、半分の人はその事実をウソだと疑い、信じてくださる人でも、「それはきっと遺伝的な体質があったのではないか」と考えているようです。

実際に個別の睡眠時間は遺伝に左右されるという論を展開している学者もおり、特に私のような極端なショートスリーパーが存在する事実を評するにあたり、このショートスリーパー遺伝子説はよく使われます。しかし、すでに述べたように、私はもともとロングスリーパーでした。1日45分睡眠に到達するまで7年もの試行錯誤を要したことから、当然ながら、遺伝子によってショートスリーパーになったという実感は、個人的にはまったくありません。

日本睡眠学会のHP内で基礎知識として紹介されている井上昌次郎氏の「睡眠科学の基礎」[9]では次のように記されています。

睡眠の個人差　毎夜6時間未満寝る短眠者、9時間以上寝る長眠者は遺伝的な素因にもとづく傾向があるが、必ずしも固定されたものではなく同一人で変動することもある。

つまり、もともと8時間以上寝るロングスリーパーが、一生ロングスリーパーであるわけではなく、ショートスリーパーになれる可能性があることを意味していて、これは生物の環境適応能力から考えても、非常に理にかなっていると考えられます。

一方、ショートスリーパーになれるかは遺伝で決まると主張し、私のようにもともとロングスリーパーだった人が後天的にショートスリーパーになれることを頭ごなしに否定している人たちは、遺伝子が変化する可能性について考えたことがないのでしょう。

また、筑波大学国際統合睡眠医科学研究機構（ＩＩＩＳ）の著名な睡眠の専門家も、理想の睡眠時間は遺伝で決まると断定していますが、実際には同氏はインタビュー[10]

など で、昼型や夜型の遺伝子は、年齢によっても変わるといった発言をしています。そうであれば、「睡眠時間を決める遺伝子も年齢によって変化しうる」という可能性も否定できないはずです。

ショートスリーパーは短命なのか？

睡眠に不安を抱いている方の最大の関心事は、睡眠時間と寿命の関係でしょう。詳細は第2章に譲りますが、「短時間睡眠のショウジョウバエは短命だった」ことを示す研究結果があり、これを引用して「短眠は早死にする」という既定路線に沿って語られているようです。つまり、私のようなショートスリーパーは早死にするということでしょう。

最近、睡眠研究においてショウジョウバエが取り沙汰《ざた》されることが多いのですが、これは睡眠学でショウジョウバエの研究が流行っているだけですし、ハエの研究がそのまま人に応用できるものかははなはだ疑問です。

ちなみに、この研究で使用されたショウジョウバエは、薬物を使って遺伝子に突然変異を起こさせて無理やりショートスリーパーにさせています。人間の睡眠時間を語るうえで、参考になる情報がこのハエというわけです。

私はよく動物と比較して人間の睡眠について論じることがあるのですが、それに対して「人間と動物を比較するなんて、そもそも間違っている！」というご批判を受けます。しかし、遺伝子操作されたハエよりはマシかな、と思っています。

では、ヒトと同じ哺乳類である象の話を紹介しましょう。[11]

野生の象と動物園で飼育されている象であれば、野生の象のほうが睡眠時間は短くなります。なぜなら、動物園で飼育されている象は、食料を自分で探す必要がなく、その分生まれた余暇を睡眠にあてるからです。

では、この成育環境の違う象のどちらが短命だったかというと、なんと睡眠時間が長い動物園にいる象だったのです。ということで、「長時間睡眠の象は短命だった」と言えてしまいます。

動物園で飼育されている象は、運動不足となる一方で栄養たっぷりの食料を絶えず与えられるために肥満となります。肥満はさまざまな疾病を引き起こすために、結果として、睡眠時間の短い野生の象の半分ほどの寿命しか生きられなかったようです。

この象に関する研究をそのまま人間に当てはめるつもりはないのですが、少なくとも薬物で短時間睡眠にさせられたショウジョウバエの研究よりは参考になる情報だと思います。

睡眠時間は環境や生活スタイルなどで大きく変動することが自然であり、遺伝子だけの調査で睡眠時間の増減が認められたとしても、それが睡眠時間のユニーク（個性）さであると言い切ることは不可能です。

遺伝的素養よりも、環境のほうが影響力が強く働く場合は多々あるはずです。

たとえば、同じ遺伝子を持った人が、消防士になって定年まではたらくのか、無職でずっと過ごすのかでは、生涯睡眠時間はまったく違うことになるのは明白です。遺伝子ではなく、職業や環境で睡眠時間は変化すると考えるのが自然です。そして、当然無職のほうが睡眠時間は長くなるはずですが、肉体的ポテンシャルや精神の強さなどは、消防士になったほうが高くなる可能性は高いでしょう。

また、「女性は数学が苦手」という主張を裏付けるエビデンスがあったとしても、努力や生活、勉学や教育指導で、しっかりとした数学スキルが身につけられるものです。

遺伝子というと、さも科学的な印象を受けてしまいがちですが、こうした実験を根拠にいたずらに睡眠の不安を煽る、あるいは煽られる必要などありません。

人間にとって必要とされている睡眠時間とは？

では、人間にとって生理的に一番適した睡眠時間はどれくらいなのでしょうか？

これまたスタンフォード大学で行われた実験[12]ですが、平均睡眠時間が7・5時間の健康な10人を無理やり14時間ベッドに入れたら、3週間後には平均8・2時間の睡眠時間に固定されたとのことです。この実験結果から導き出されるであろう主張は、おそらく「被験者10人にとって8・2時間という睡眠時間が最適だった」という推論です（被験者が10人しかいない実験というのも驚きです）。事実、この実験結果を引用してそのように語っている研究者もいるようです。

人類の発展のためには、こうした非人道的な実験も時には必要なのかもしれません。

それは置いておくとして、食事を例に考えてみましょう。食べられるだけ食べた量が生理的に一番適した食事量であるはずがなく、どう考えても肥満になります。性欲はどうでしょうか？　目の前に性行為ができる、自分の好みの人を用意されれば、何度も性行為を繰り返す人はいるでしょう。しかし、それを健全な性の活動と言えるのでしょうか。

睡眠も同じで、ベッドに強制的に入れられたときに行われる睡眠時間が必ずしも適正なものではなく、むしろ不健康につながると考えるほうが自然です。14時間もベッドに無理やり拘束された人たちと、普段どおり社会に出て活動している人の睡眠時間が同じはずがありません。環境によって睡眠時間は変わるものですし、14時間もベッドの上で生活するというのは、無理やり病人にされているといっても過言ではないでしょう。

しかし、睡眠の常識に囚われている人、スタンフォードの研究者たちは次のように考えるかもしれません。

適正な睡眠時間8・2時間と、それまでの平均睡眠時間7・5時間の差である40分は、最近流行している睡眠負債だったのではないか――。

さらに、それを解消するまで3週間もかかった、睡眠負債とは現代人にとって根深い問題だ――、と論を展開するわけです。

右記のような不自然な環境で行われた実験結果をベースにして、こうした新たな主張が出てくると、正直私としてはお手上げ、さすがに匙《さじ》を投げたくなるってものです。どこから突っ込んでいいものか、もうわけがわかりません。

ただ、一言だけ反論しておきましょう。そもそも、被験者は平均睡眠時間7・5時間の健康な10人だったはずなのですが……。

監獄以下の実験環境

残念な実験続きで食傷気味かもしれませんが、ワースト・オブ・睡眠の実験をウォール・ストリート・ジャーナルの日本語オンライン版の記事[13]をもとに紹介しましょう。

「われわれは（慢性的睡眠不足という）このクレージーな世界に睡眠を加えなければな

らない」と使命感たっぷりに語る、ペンシルベニア大学ペレルマン医学大学院の研究所所長のデービッド・F・ディンジス教授のもと、睡眠研究者ナムニ・ゲール博士たちが行った実験です。

睡眠を奪われるヒトの体内と脳に何が起こるかを検証するため、急性の全体的睡眠ロス（睡眠なしで36時間過ごす）と、慢性的な睡眠剥奪《はくだつ》（午前4時～午前8時までの4時間の睡眠だけで5日間過ごす）などのデータをとりました。

その間の被験者の状態は次のようなものです。

●実験期間は14日間、睡眠は病院用ベッドを使う。
●研究所は窓のない狭い場所。実験期間中、一切外出は許されない。
●運動、電話、インターネットへのアクセスも不可（光と身体活動は睡眠、気分と検査結果に影響を及ぼしえる。大事な人との口論も同様なため）。
●被験者は実験の技師と「世話人（学部生が多い）」によって常に監視される。トイレ休憩とシャワーを浴びるときだけ例外。

●被験者には脳の動きを監視するワイヤーが取り付けられている。
●食事は病院のカフェテリアから提供。
●カフェイン、チョコレート、ニコチン、アルコールの摂取は厳禁。
●スナック菓子は無制限にとれる（「ドリトス」のスパイシースイートチリ味など）。
●およそ2時間ごとに注意力・反応時間・記憶力をはかるテストやアンケート調査を受ける。
●被験者の受け取る報酬は2000ドル。

まとまった報酬を受け取れる以外は、監獄以下の環境です。さて、どんな結果が出たでしょうか？

注意力や反応速度、認識速度が大きく下がりました。記事内では、睡眠ロスは自動車運転に大きな問題を与えると警鐘を鳴らします。

また被験者は、気分が落ち込み、相手の表情をよりネガティブに受け止めるようになりました。食事では1日当たり500カロリーも増え、特に脂肪分の多いものに傾倒したそうです。その結果、体重は1週間で1キロ弱増えました。

映画界の巨匠スタンリー・キューブリックの名作「時計じかけのオレンジ」を想起させるような非人道的な扱いをされた被験者と比較して、この実験結果のあまりのわかりやすさ……。

被験者の1人は次のように語ったそうです。

「監視員たちは常に私の名前を叫び、私を起こしておかなければならなかった。アマンダ、アマンダ、起きているの?――という具合だ」

睡眠が大切なことはショートスリーパーでも知っています。しかし、ウォール・ストリート・ジャーナルのような高級紙でも、こうした特殊な実験データを扱って啓蒙《けいもう》まがいのことを行っているのが、世の睡眠の現実なのです。

ただ、ウォール・ストリート・ジャーナルをフォローすると、こうした酷い実験環境を伝えているだけでも誠実だと思います。この実験を引用した日本のメディアのいくつかを見ると、「寝不足は確実に認知能力が下がる」という結果しか伝えていません。これでは、睡眠に対する誤った認知を世間に広めているようなものです。

ともあれ、この実験からも教訓は得られます。「居眠り運転には気をつけましょう！」ということです。

睡眠不足で成長ホルモンが増える

実験内容やその結果をそのまま記事にするのはまだマシですが、最も問題なのは捻《ね》じ曲げて報道することです。

1987～1992年にコロンビア大学で肥満と睡眠不足を関連づけた追跡研究がありました。

その研究結果によると、睡眠不足の人は肥満ホルモンであるグレリンの分泌量が14％増加し、食欲抑制ホルモンであるレプチンの分泌量が15％減少するというものでした。

さて、この研究結果はどのように報道され、受け止められたでしょう。

じつは、報道のほとんどが睡眠不足のときに増えるグレリンというホルモンを「食欲刺激物質」や「食欲増進ホルモン」と表現しています。一方、睡眠不足のときに減少するレプチンを「食欲抑制物質」や「食欲抑制ホルモン」と表現しています。

これは非常に偏見に満ちたネーミングです。ほとんどの人がグレリンを調べることなく、「ああ、肥満になる物質が睡眠不足のときに出るんだ」と思ってしまいます。

グレリンとレプチンの分泌値を否定するつもりはありませんが、この数字のとらえ方を変えてみましょう。

グレリンとは、「成長ホルモン分泌促進受容ホルモン」です。これが睡眠不足のときに、14%アップするということは、本来は栄養の吸収率を上げ、成長を促進する効果があるのです。

飽食ではない国や自然界において、グレリンの分泌は生存に大きく有利になります。このグレリンを肥満ホルモンと表現するのは、いささか乱暴です。

ちなみに、レプチンが食欲を抑制するというのはおおむね正しいのですが、肥満の人は逆にレプチンの分泌量が増加することにより、レプチンの受容感度が下がってしまうため（レプチン抵抗性といいます）、実際には多く分泌されたとしてもレプチンの恩恵を受けることができません。

つまり、睡眠時間が短いときにグレリンの分泌量が14％上がるということは、成長につながるという表現のほうが適切です。早い話が「寝ない子は育つ」です。

このように、とらえ方によっては真逆のメリットを記すこともできるわけです。睡眠に限らず、報道に対して、偏向していないかどうかを冷静に見極める目が大切です。

以上、ツッコミどころ満載の統計データや睡眠研究について私の持ち得ている情報のほんの一部を列挙してきましたが、これらのデータが書籍や新聞等で引用されただけでも、読者には必要以上に「寝ないとまずい！」という危機感が刷り込まれます。引用元が本当に評価に値するものなのか、そしてそれが適切に引用されているか、疑う姿勢を忘れてはいけません。

では、何を信じればいいのか？　私が考える睡眠の真実について、次章で解説したいと思います。

1 The Pittsburgh sleep quality index: A new instrument for psychiatric practice and research
2 https://www.mhlw.go.jp/file/06-Seisakujouhou-10900000-Kenkoukyoku/0000047221.pdf
3 http://www.jba210.jp/sleeping/
4 「平成28年社会生活基本調査結果」（総務省統計局） https://www.stat.go.jp/data/shakai/2016/kekka.html
5 Bannai, M., M. Kaneko, and S. Nishino, Sleep duration and sleep surroundings in office workers-comparative analysis in Tokyo, New York, Shanghai, Paris and Stockholm.Sleep Biol Rhythms, 2011.
6 Sleep and Motor Performance in On-call Internal Medecine Residents
7 effects of sleep extension on the athletic performance of collegiate basketball players. Sleep
8 西野精治（2017）「スタンフォード式 最高の睡眠」サンマーク出版　pp.35-39
9 井上昌次郎「睡眠科学の基礎」http://jssr.jp/kiso/kagaku/kagaku.html
10 ライフハッカー「『早寝早起き』に囚われるな。『国民総寝不足』の日本人が知るべき睡眠研究からわかった事実」https://www.lifehacker.jp/2018/09/sleep-iiis-10th.html
11 https://www.theguardian.com/science/2008/dec/12/elephants-animal-welfare
12 Sleep extension: getting as much extra sleep as possible.
13 「睡眠制限実験の長い夜、被験者はどう過ごす」ウォール・ストリート・ジャーナル https://jp.wsj.com/articles/SB12707975987092023884404581308042028170796,（参照 2018-10-04）

第2章

睡眠の常識に だまされてはいけない

睡眠の最先端研究機関でさえ睡眠の意味を知らない

さて、「そもそも、なぜ毎日睡眠をとる必要があるのか?」と聞かれて、あなたはどう答えますか?

「生きていくうえで欠かせないものだから」

「1日の疲れを回復させるため」

「寝ないとうつになるというし、精神衛生のためにも……」

といった回答が多いのではないでしょうか。しかし、私が「なぜ、生きていくうえで欠かせないのでしょう?」「どうして寝ないと疲れが取れないのでしょうか?」「うつになるメカニズムとは?」と根拠を聞いて、明確な回答が返ってきたことはありません。

私が独自に睡眠研究を行っているとき、有名な睡眠研究の機関を訪ねて、そこの教授に同様の質問をしてみました。教授から返ってきた答えは次のようなものでした。

「眠たくなるから眠るんだ。それ以上はわかっていない」

このときの衝撃をいまだに忘れられません。睡眠の最先端研究機関の回答が、最も抽象的だったのです。現代科学において、睡眠は何のためにとるのか、睡眠中に頭や身体の中で何が行われているのか、ほとんどわかっていないというのです。それだけ、睡眠という分野は、いまだにブラックボックスなのです。

ちなみに、主な調査機関による平均睡眠時間は次のようになっています。

●平日1日の国民全体の平均睡眠時間は7時間14分（「2015年国民生活時間調査報告書」ＮＨＫ放送文化研究所世論調査部）
●平日1日の平均睡眠時間7時間40分（「平成28年社会生活基本調査 生活時間に関する結果」総務省）
●日本人の平均睡眠時間は18のＯＥＣＤ加盟国の中では韓国に次いで2番目の短さで7時間43分（ＯＥＣＤの国際比較調査、２０１４年）

それぞれ7時間台で、誤差は最大で30分くらいです。そして、この結果へ対する一般の評価としては、おおむね「7時間程度では睡眠時間が少ないのではないか」という結論が目立ちます。多忙なビジネスマンからすれば7時間眠れば十分なイメージですが……。

また、OECDの国際比較に関しては、「日本人は世界と比較すると睡眠時間が少ない」「働きすぎだ」「1位の南アフリカと比べて1時間以上も差がある」「出生率にも影響が出ているようだ」、挙げ句には「睡眠不足による経済損失は年間3兆4693億円」などという、わけのわからない数値まで出てネガティブに報道されました。ちなみに、言うまでもありませんが、日本は世界有数の長寿国であり、中国には抜かれたもののGDP世界3位の経済大国です。

そもそもOECDの調査は、文化的な背景や社会構造を無視しています。日本は24時間社会であり、ほかのOECD加盟国に比べて非常に夜中の活動に適した環境です（ヨーロッパで24時間営業が浸透している国は稀有です）。日本人の睡眠時間が減ることは至極自然の話です。

では、何時間が適正な睡眠時間かというと、8時間だったり、90分周期であれば4

時間半でも6時間でも問題ないとか、さまざまに言われています。第1章でも、8・2時間、10時間、6〜8時間という数字が出てきました。

ちなみに、後述する米国の研究機関による大規模な調査によると、一番長生きできる睡眠時間は7時間とのこと。「それって少なすぎると言われている日本人の平均睡眠時間より短いじゃないか！」と、つい言いたくなります。

睡眠はすべての人が毎日繰り返す行為ですが、その本質を知っている人はいないということです。まずはその前提を理解したうえで、白紙の状態から睡眠の真実を吸収していきましょう。

万人に共通の最適な睡眠時間など存在しない

人間にとっての適度な睡眠時間は？　経験上、多くの方が7時間こそベストだと答えます。

この「7時間」の基となった研究は、1982年から6年間、カリフォルニア大学サンディエゴ校の研究グループと米国がん協会が、30〜102歳の110万人の入院患者を対象に、睡眠時間と寿命の関係を共同で研究したものです。その結果、1日7時間睡眠の人が最も長生きしたというのです。

権威ある機関が時間とお金をかけて出した結論なのだから、信じてしまうのは仕方がありません。しかしこの研究、根本的なところに欠陥があります。そもそも、調査対象は入院患者。その結果を一般化できるわけがありません。

激痛に苦しむ患者の睡眠時間は短くなりますし、痛みはなくとも、ベッドから動けない状態の患者は睡眠時間が長くなるというのは、一般的な感覚からして納得できるはずです。ところが、この研究結果は骨折などの軽微な症状から難病の方まで、すべて一緒にして出した統計なのです。

そのうえ、そもそも病院という空間自体が特殊です。その結果を日常の生活者に当てはめて考えることはできないはずです。

そもそも、生活習慣、疾病のほかにも多様な要因があるわけであり、それを定量的に判断することははっきり言って不可能な試みです。

「7時間睡眠長寿説」は立証されていない

ちなみに日本でも同様の調査が行われています。

北海道大学の玉腰暁子教授が、名古屋大学大学院の助教授時代に、北海道から九州まで全国45地区で1988年から1999年までの約11万人のデータから睡眠時間と死亡リスクを分析しました。

すると、なんとこの調査でも「7時間睡眠の人が最も長生きした」という結果が出たのです（71ページのグラフ1）。

しかし、玉腰教授はより精度の高いデータを導き出すためにうつ症状、自覚的ストレス、喫煙や飲酒などを計算に入れ、さらに調査したときから2年以内に死亡した人を除いて計算をしました（71ページのグラフ2）。

すると、男性については4時間以下睡眠の場合が、最も死亡リスクが低くなるという結果が出たのです（だからといって、このデータを基に短眠だと長寿になれると主張したいわけではありませんが）。

ところが、報道ではグラフ2ではなくグラフ1ばかりが使われました。一目瞭然のわかりやすさと、「睡眠時間は7時間がベスト」というキャッチーさ、記事の書きやすさが優先された結果でしょう。

ちなみに『できる人は超短眠！』のあとに出版されたある書籍内において、短時間睡眠を批判する記述を見つけたのですが、その本の中では玉腰教授のグラフ1を使用していたものの、グラフ2は隠されていました。

しかしながらグラフ1はもちろん、グラフ2のいずれにおいても、さまざまなバイアスや外しきれない不安定な要素があります。そもそも何らかのケガや疾患で苦しむ人というのは、睡眠時間が極端に短くなったり、長くなってしまうというのは先に述べたとおりです。ですので、2年以内に死亡した人を統計から外したとしても、結果としてグラフの両端の死亡リスクが高くなるのは当然ともいえます。またグラフ2でも、4時間以下睡眠において男女で倍以上の死亡リスクの差が出ているというのも異常です。

もちろん、そこは玉腰教授も了解しているようで、レポートには次のように誠実に

グラフ1　「長生きには7時間睡眠がベスト」という言説の根拠とされるデータ

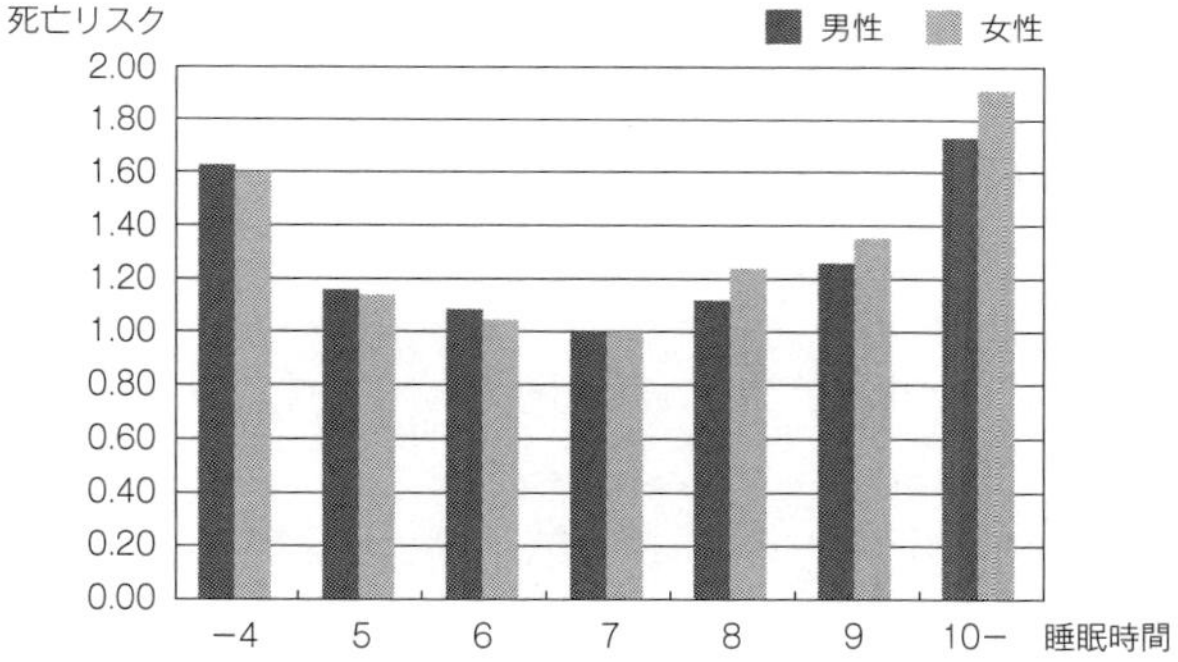

グラフ2　持病などのイレギュラーな要素をできる限り排除したデータ

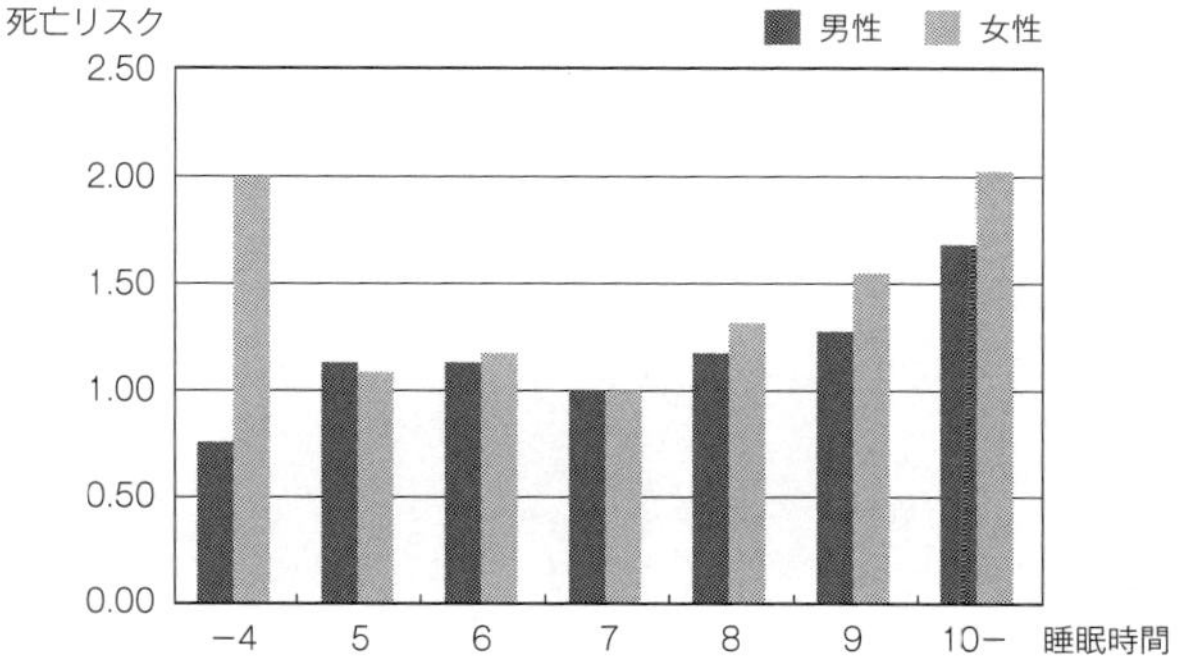

JACC Study「睡眠時間と死亡との関係」（玉腰暁子）を基に作成。

記されています。

睡眠時間が短い人や長い人が睡眠時間を7時間にすれば死亡しにくくなるのかどうかはわかりません。7時間寝ることが本当に死亡の危険性を減らすのかどうかを調べようと思ったら、いろいろな睡眠時間の人を集めてきて、半分のグループはそのまま、半分のグループでは睡眠時間を7時間にしてもらい、長い間観察して死亡状況を調べることになります。しかし、現時点ではそこまでするほど確実に誰にとっても7時間の睡眠がよいのだと考える根拠はありません。

つまり、この統計結果を「7時間睡眠長寿説」の根拠として語るのは無理があるうえ、死亡リスクが低い睡眠時間を調べようとすること自体、ほとんど非現実的だということです。

厚生労働省もその点は心得ているのか、先述した「健康づくりのための睡眠指針

２０１４」でも「○時間睡眠をとりましょう」と明記せず、「年齢や季節に応じて、ひるまの眠気で困らない程度の睡眠を」「個人差はあるものの、必要な睡眠時間は６時間以上８時間未満のあたりにあると考えるのが妥当でしょう」という曖昧、大雑把な記述をしています。

寝ないほうが長生きできる？

「むしろ、寝ないほうが長生きできる」

そのような主張をしたら、あなたは驚くかもしれません。

２０１６年1月18日放送のＴＢＳ「私の何がイケないの？」において、短眠で活動する芸能人のテロメアを測定した特集がありました。テロメアとは染色体の末端を保護する役割があり、寿命との因果関係が深いとされている物質です。このテロメアの長短が残りの寿命を示しているとする説があるのです。

出演していた短眠の芸能人の場合は、テロメアの長さが一般的な睡眠時間の人と比べて短くなっていました。

しかし、実際にテロメアと睡眠時間が因果関係にあるとした研究結果はありません。テロメアが短くなるのは、ストレス、栄養のとりすぎ、運動、喫煙など、さまざまな要因がありますが、睡眠時間とテロメアに因果関係があるとは言い切れません。

そもそも、テロメアが短くなると本当に寿命が短くなるのかという疑問もあります。ヒトよりもはるかに長いテロメアを持っているマウスですが、最長でも寿命は3年ほどです。ヒトに関しても、分裂再生しない脳や心筋は、テロメアが加齢にともなって短くならないにもかかわらず、死を迎えます。

むしろ、テロメアはがんと密接なつながりを持つ、テロメラーゼという酵素と強い因果関係があります。テロメラーゼは、がん細胞を活性化させている可能性すらあるのです。

そもそもテロメアが短くなりきるまでにがんや心疾患、肺炎などで亡くなる可能性のほうが圧倒的に高く、こうした血液疾患や、体温の低下が原因で起こる病気については、血流が低下し、体温が下がる睡眠の時間が長いほうが発症の可能性が高いといえます。

『ゾウの時間 ネズミの時間』（中公新書、本川達雄）において、生物にとって心拍回数が遅いほうが寿命が長く、早いほうが短命になるという理論が語られています。

しかし、心拍の回数が睡眠時間に影響していると仮定しても、1分間の平均心拍数は起きているときに65回、眠っているときに55回です。この数式を当てはめると、1日6時間睡眠の人の心拍回数は約9万回、3時間睡眠の人の心拍は約9万1800回となります。

その心拍数の差は100分の2ほどしかありません。3時間睡眠の人が100年生きたとすると、6時間睡眠の人が102歳まで生きられるという範囲です。

また、この計算は天寿をまっとうしたと仮定した場合の計算となります。心拍数と寿命という観点でとらえたとしても、短眠と7時間睡眠で生活することは、ほとんど差がないといえる範囲ではないでしょうか。

第4章で解説しますが、あらゆる病気に不利な状態になる睡眠を長くとることは、逆に寿命という点においては、不利にはたらくと考えるのが自然でしょう。

現代社会では7時間睡眠は眠りすぎ

多忙な現代人の睡眠不足の程度を語る際に、「昔の人は10時間寝ていた」などと比較されることがありますが、今と昔の環境は大きく違います。

蛍光灯や電球はなく、夜の明かりといえば、月明かりか消耗品であるロウソクやランプ程度。これでは、一般人は眠ることしかできません。そうした環境と現代の日本を比べることはナンセンスです。

自然界を見てみると、食事に長時間かける草食動物ほど睡眠時間は短くなり、余暇の多いナマケモノやコアラなどは、非常に長い睡眠時間を確保しています。人間も一緒で、まわりを見渡せば暇な人ほど睡眠時間が長くなっているはずです。

この動物の事例で注目すべきことは、疲労や運動量などが睡眠時間と因果関係があるわけではないということです。

また、野生の馬は1時間ほどの睡眠時間ですが、厩舎《きゅうしゃ》にいる馬は4時間以上寝ることもあります。すなわち、各動物の種類によって本能的に適切な睡眠時間があると考えることも不自然です。

結局、自然界では覚醒時の行動時間で睡眠時間が増減しているというわけです。睡眠時間ありきで行動時間が左右されているわけではないのです。

そう考えると、多忙な現代社会において7時間睡眠は眠りすぎであり、長く眠る人ほど周囲の速度に追いつけず、置き去りにされるのです。

睡眠時間と睡眠不足は関係がない

「じゃあ、7時間が眠りすぎなら何時間眠ればいいんだ?」と思われる方もいらっしゃるでしょう。

この疑問にお答えする前に、ある興味深い調査報告についてお話しします。

睡眠時間という考えは、時間という概念を持っている人固有のものである、と示唆したものです。

1908年、イギリスの旅行家エディス・ダーラムが、北部アルバニア山岳地帯にて現地の人々の生活を調査しました。当時の北部アルバニアには時計がなく、現地の人々は太陽の傾きを見ながら生活をしていました。現地人は太陽が一番高い正午に1回目の食事をし、日が落ちて1〜2時間後に2回目の食事をして床につき、日の出前に起きる生活を習慣としていました。

夏至の頃は20時頃に日が沈むので、21〜22時頃に食事をしてから眠ります。そして4時頃に日が昇りはじめるので、3時頃には起きて活動をはじめます。したがって、睡眠時間が4時間ほどしかなく、食事と食事の間は9時間もあります。

逆に、冬至の頃は17時半〜18時頃に食事をはじめて、20時頃には寝床に入ります。翌日は8時頃に日が昇りはじめるので、7時過ぎに起床して1日の活動をはじめます。したがって、睡眠時間が11時間もあり、食事と食事の間は5〜6時間ほどしかありません。

そんななか、時計を持ってやってきた闖入者《ちんにゅうしゃ》ダーラムはどうなったでしょう。夏、1日4時間睡眠でも活発に活動する現地人を尻目に、ダーラムは酷い睡眠不足を訴えたのです。

冬が近づくにつれて、生活リズムに変動があることをダーラムが伝えても、現地人はまったく理解を示さなかったそうです。

この調査報告が教えてくれるのは、夏と冬で睡眠時間が倍以上違っても、睡眠時間という概念を持っていなければ睡眠不足にならないということです。

寝てないという気持ちが睡眠不足を生む

「昨日2時間しか寝なかったから、今日は眠いわ～」と言ったり、言われたりしたことが一度はあるでしょう。よく、ウザい人の口癖としてネタにされますよね。

しかし、睡眠不足と睡眠時間に因果関係がある、というわけではありません。

睡眠時間を自分の生活習慣を測定する1つの定規として使用するのはいいかもしれませんが、この定規は睡眠不足そのものをはかる定規としては用をなさないのです。

睡眠時間が長くても睡眠不足になることもあれば、パワーナップ（日中に行う15分程度の仮眠。睡眠効率が高いといわれている。第6章、191ページで詳述）で睡眠不足が解消されることもあります。

ふだんとまったく同じ睡眠時間でも、それが深夜バスの中だったら、日中に倦怠感《けんたいかん》や睡魔に襲われることがあります。睡眠の質というものが本当にあるかどうかはさておき、明らかに睡眠時間以外の要因が考えられます。

また、前日の睡眠時間が短いという認識そのものが睡眠不足を誘発しています。

ブラウン大学のメアリー＝カスケイドンは、陽の光が入らず、時計もない部屋で被験者を生活させる実験をしました。

2つのグループを用意し、いずれのグループともに3時間睡眠をとらせました。しかし、1つ目のグループには「8時間眠っていた」と伝え、もう一方のグループには「3時間しか寝ていない」と伝えました。

結果は、8時間睡眠と認識している1つ目のグループはほとんど睡眠不足を訴えなかったのですが、3時間睡眠と認識しているグループの全員が睡眠不足を訴えました。睡眠不足と睡眠時間の因果関係に疑いを持たせる実験結果だといえるでしょう。

タイムディストーションという言葉があります。日本語に訳すと「時間のゆがみ」です。

集中したり、楽しいことをしているときには時間が速く進み、退屈なときや待たされるときには進みが遅く感じることがあります。また、幼少の頃と比べて現在の1年のほうが速く過ぎ去る感覚を持つ人も多いでしょう。それがタイムディストーションの典型例なのですが、先の実験において「8時間眠っていた」と言われて睡眠不足を訴えなかった被験者についても、ある意味でタイムディストーションが起きたと見ることができます。

すなわち、睡眠の満足度というのは、外部の情報によって変わる程度と考えることもできるのです。

そもそも睡眠に浅い・深いの違いなどない

私は毎日、睡眠時間45分ほどで生活していますが、睡眠の質がすごくよいのではないかというご質問をよくいただきます。

普通の人が7時間必要な睡眠が45分ですむくらい質を高くするのは、10倍近くの睡眠効率が必要になります。しかし、同じヒトという種で、睡眠という共通した営みにおいてこれほど効率に差が出るなんて信じられないことです。

睡眠の質についてお話しすると決まって出るのが「レム睡眠とノンレム睡眠ではどちらの眠りが深いのですか?」という質問です。レム睡眠とノンレム睡眠の流れは90分周期で繰り返し、レム睡眠が浅く、ノンレム睡眠が深くて、レム睡眠時に起きると快適だと一般的にいわれています。しかし、これもナンセンスです。

レム睡眠（Rapid Eye Movement：急速眼球運動をしている睡眠の意ですが、そうした概念でくくるのはやや乱暴。しかし、その理由を詳述すると混乱してしまうのでここでは割愛します）では、運動をつかさどる小脳と、メタ認知をつかさどる前頭前野以外は、脳は覚醒時よりも激しく活動しています。目の動きは覚醒時には確実に行われないほど突飛な運動をしています。

「やっぱりレム睡眠って脳が休まらないから眠気はとれないんだな」というように、レム睡眠は一般的に浅い睡眠と思われていますが、誤りです。

逆に、レム睡眠のときに脳が激しく活動することで眠気がとれているという研究結果があり、私はそれこそ有力な説だと踏んでいます。

日中に活動しているときの様子を考えてみてください。退屈な時間にぼーっとしていると眠気が発生します。逆に、クリエイティブな作業や興奮するような楽しいことをして、脳が活発に動いているときには目が覚めるはずです。眠っている間も同じで、覚醒時よりもはるかに激しく脳が活動しているレム睡眠のときに眠気が取れると考えることもできるのです。

一方、肉体の筋肉は緩んでいるため、身体を動かすことが困難な状態です（ちなみに、レム睡眠の状態で脳が覚醒すると、いわゆる金縛りという状態になります）。しかし、身体の弛緩率《しかんりつ》よりも起床直後に大脳が動きやすいかどうかが寝起きの良し悪しにつながるので、人はレム睡眠からの起床を爽快に感じます。

ノンレム睡眠はやる気のない状態と同じ

ノンレム睡眠（Non-Rapid Eye Movement：急速眼球運動をしていない睡眠という意ですが、レム睡眠と同様の理由で詳述は避けます）は、レム睡眠とは逆に脳波は静かです。

座禅を組んでいるときのような脳波が発生しているといえば聞こえはいいですが、非常にやる気のない状態と酷似しています。脳が休んでいるわけではなく、刺激に対して受容の感度を落としているのです。ただ、肉体に関しては寝返りをうつなど、運動することが可能です。

一般的に深い睡眠と考えられているノンレム睡眠ですが、ヒト以外のほぼすべての動物は、この状態から目を覚まします。また、ヒトも眠っている間に何度も目が覚めているのですが（眠りにつくときに記憶がなくなるため起床時には覚えていない）、その多くがノンレム睡眠時です。

こうしてみると、どちらの睡眠もとらえ方によっては、深いとも浅いともいえます。レム睡眠時は脳の眠りは浅いが肉体の眠りは深い、ノンレム睡眠は脳の眠りは深いが肉体の眠りは浅い。あるいは、レム睡眠時は眠気が飛び、ノンレム睡眠時は眠気が抜けない、と。

そもそも、どちらの睡眠状態であれば睡眠不足を解消できるのか、今の科学では明確な答えは出ていません。むしろ、睡眠時間のみにフォーカスした研究ばかりが存在しています。

結局、睡眠に対して特別な意味や、効果効能を期待する考えを払拭して、睡眠という行為そのものを純粋に楽しむことが、リラックスした睡眠を得るコツなのです。

ちなみに、「寝始め90分で訪れる深いノンレム睡眠は、嫌な記憶を消去する」という説があるのですが、私が調べた限りですが、ノンレム睡眠で嫌な記憶が消去される旨が記された文献は見つけられませんでした。

私は寝始めの15分や、睡眠紡錘波《すいみんぼうすいは》（睡眠に入りたてのときに出る、紡錘型の脳波のパターン。細かい周期で規則的に動く）の最中に情動記憶（感情を司る記憶、喜怒哀楽や痛覚といった、反射的・生理的に感情が動くことを覚える。たとえば、ジェットコースターに乗ったときに楽しいと感じるのか、怖いと感じるのかなど、情動記憶の差によって変化が起こる）や手続き記憶と言われる非宣言的記憶（運動記憶。言葉で説明はできないが、ペンの持ち方や、咀嚼《そしゃく》の仕方、リフティングのコツなど、小脳が司る記憶）が強化されるため、「嫌」という情動が動いた出来事が起こったと仮定するのであれば、むしろ睡眠中に記憶が定着されるのではないかと、私は考えます。

ロシアの格闘家などは、恐怖が残ってしまいそうな失敗をしたときは、必ずもう一度チャレンジして「大丈夫だ」という刷り込みを自分に行ってから練習を終えるそうです。

大きな失敗をしたまま眠ってしまうと、もう一度挑戦しようという気持ちが失われてしまうのです。

疲労と睡眠時間に因果関係はない

多忙なビジネスマンや、スポーツなどで疲労困憊《こんぱい》しているような人ほど、疲労回復のために睡眠をとることが必要であり、理想的であるという考えが睡眠の常識です。

しかし、実際にまわりを見渡してみると、その「理想」と現実があまりにもかけ離れていることに気づくでしょう。

ニートの睡眠時間をご存じでしょうか？　私も調べてみたのですが、信頼できそうな国や研究機関のデータは見当たりませんでした。

しかし、知人のニートやニート経験者などに聞いてみたところ、全員が同じとはいいませんが、9～11時間くらいの幅で長時間寝ている人が多くいました。多くのニートの生活リズムが狂っているという報道と照らし合わせてみても、それほど誤差のある数字ではないでしょう。

睡眠と疲労が関係しているのであれば、ニートの睡眠時間が最も短くなるはずです。ところが、忙しく活動している経営者や、受験シーズン真っ只中の学生などは3時間以下の睡眠で活動していることも珍しくありません。

睡眠には適度な疲労が必要では？　と思われるかもしれません。確かに、身体をある程度動かしていることは、睡眠以前に健康的に非常にいいことです。

ただし、健康にいいことを行ったからといって、睡眠の効率もよくなるということではありません。睡眠の効率自体はまったく変わりません。ただ、変わるのは、第6章でお伝えしますが、寝入りやすいことと、寝起きが爽やかなことです。人は寝入りと寝起きでのみ、その日の睡眠を判断する癖があるため、睡眠の効率が上がったと思うようになるのです。

現代人は疲れを睡眠によって増幅させる

睡眠に疲労回復効果があるなら、これだけ多くの方が毎日腰痛や肩こりに悩んでいるのも不思議な話です。

そもそも、疲労には大きく分けて動作疲労と静止疲労の2種類があります。同じ姿勢で物を持ちつづけるような疲労を静止疲労、ジョギングやサッカー、バスケットボールといった動きを伴う活動による疲労を動作疲労といいます。

静止疲労の疲労の回復方法は、簡単にいえば身体を動かすことです。停滞している筋肉や疲労物質を流すことが大切です。

一方、動作疲労の疲労回復は、休息をとることとです。損傷した筋肉組織の回復をはかることが動作疲労においては重要になります。

現代社会においては、動作疲労が溜まっている人より静止疲労が溜まっている人のほうが多いことでしょう。受験勉強で毎日机にかじりついたり、パソコンを相手にデスクで事務仕事をしている人は特にそうではないでしょうか。ところが、その疲れの癒しを睡眠という最も動かない状態に求めてしまいます。

睡眠が万全な回復方法という神話があるために、このような勘違いや、真逆の理論が信じられてしまうのです。

事務をしているときに使っている筋肉は、主に腰や下腹部といった部位になります。特に柔らかいベッドで眠る場合は、腰や下腹部にうっ血が起こり、腰痛や腸などの機能低下を招きます。

また、非常に厄介なことに、腰が痛くなることで、座っている姿勢をキープできず、横になりたいという欲求が高くなります。

このように、疲労する部位が偏る生活サイクルによって、ヘルニアや慢性的な腰痛、肩こりといった症状にさいなまれる人が現代は特に増えています。

ではどのようにして事務疲れを解消すべきかというと、螺旋《らせん》運動を伴った運動をすることです。腰回りは肋骨のような骨がなく、本来は可動域が大きい部位になります。この部位をほとんど可動させないまま、眠りにつくことで、疲労はどんどん蓄積されていきます。

現代人の抱えるほとんどの疲労が静止疲労にもかかわらず、その回復方法である運動ができる環境は決して多くはありません。運動にあてる時間の少なさや、運動施設への敷居の高さも、より運動不足に拍車を掛けています。

しかし、ぜひ日常の中でランニングやピラティスといった全身運動を取り入れてください。事務作業や立ちっぱなしのサービス業で溜まった疲労を回復することができます。

ちなみに私は、睡眠は疲労回復に関係するものではないと考えています。妙な話になりますが、運動をしたまま睡眠をとらずに起きつづけて活動をしたほうが、理論的には疲労回復するのです。

「眠気＝疲労」ではない

睡眠時間と体力の持続にも因果関係はありません。

睡眠時には特別な疲労回復物質が出る、もしくは睡眠時にしか取れない物質があると思われていますが、実際には睡眠時しか出ないホルモンはなく、また睡眠時でしか除去できない物質も発見されていません。疲労物質の除去も、成長ホルモンの受容も起きている間にも行われているのです。

ただ、睡眠不足による眠気からくる疲労感によって、体力がなくなったように感じることがあり、睡眠を十分にとったあとは、この眠気からくる疲労感が軽減しているため、眠ることで体力が回復したという勘違いが起こります。

大切なことは、その疲労と思っていたものはただの眠気である可能性が高いということです。疲労感が酷いときでも、たった15分の仮眠でもスッキリした感覚を得られるはずです。または、いつも眠くなる時間に喫茶店に出かけて作業をしたら、疲労感なく作業に集中できると思います。

眠気を疲労と勘違いしているということであれば、大切なのは眠気を出さない生活をすることです。今まで感じていた体力の低下やスタミナ不足の感覚に陥らずに、活動時間を伸ばせるのです。

脳や身体の疲労が睡眠で回復するわけではない

そもそも、睡眠をとると疲労が回復すると言っている人たちで世界はあふれかえっていますが、どういった理屈で回復するのか、説明できる人はいません。

「身体活動の疲労は安静にして活動していないときに回復するんでしょ？」という意

見がありますが、それであれば、眠る必要はなく、起きながら安静に読書でもしておけばいいのです。

「頭をたくさん使ったから睡眠中に脳を回復させるんだよ」という意見もあります。しかし、それは本当でしょうか？　頭を使う……というのは非常に曖昧な言葉であり、実際は、頭を使っていないときこそ、眠気が発生するものです。

人それぞれの個性の問題ではないか？　といわれるかもしれないので、同じ人物で考えたとしても、1日中、家で何もしていないときほど、睡眠時間が長くなるものです。多くの人は仕事がなく頭をそれほど使うことのない休日こそ睡眠時間が長くなります。

無職の人や、家でゴロゴロしている人は、頭をたくさん使っているのでしょうか？　脳科学的にとらえても、運動をしているときや、人と話をしているときの脳波は、1人でぼーっとしているときの脳波とは比べものにならないほど複雑に発生します。

また頭を使うという動作は、日によって非常に大きな差がありますし、頭の使い方の種類も毎日同じではないのに、睡眠時間はなぜか7～8時間がベストと言われていることも、睡眠によって疲労を回復させる考え方として違和感があります。

睡眠中に体調不良が回復したというのは気のせい

「寝ている間に風邪などの体調不良が回復しているのではないか？」という意見もありますが、これは寝る、寝ないにかかわらず、時間が経過したことによって回復していると考えられます。

たとえば8時間も経過すれば、体調に変化が起きていても何ら不思議ではありません。8時間後に快方に向かっていれば睡眠のおかげという判断が下されやすくなるのです。さらに、逆に悪くなったとしても、睡眠のせいにされることはありません。「睡眠でも回復が追いつかないほど体調の悪化が著しい」と、まさに睡眠は誰からも批判されることのない聖域です。

これは睡眠中に心身や病気が回復しているという刷り込みがあるためで、実際のところは、睡眠で回復しているわけではありません。

またもう1つあるやっかいな要素が、風邪などの体調不良のときは、本能的に眠気が発生することです。眠気と疲労を人間は同じものと識別することが多いと先述しました。

結果として、風邪のときに眠る前は、非常に大きな疲労感にさいなまされ、眠った後の眠気が除去されているタイミングで、少し状態がよくなった感覚を得るのです。

眠気は外的要因によっていくらでもコントロールできる

確かに仕事を終えて、家に帰ったときには非常に大きな倦怠感を感じるかもしれません。

極端な話、その状態でさらに家計簿をつけるといった、脳波が少ししか出ない単純単調な作業を行ってしまうと、高確率で眠りについてしまうでしょう。

疲れているからじゃないか？　と思われるかもしれませんが、これは疲労が原因ではありません。同じ時間帯に、仕事終わりにカフェに立ち寄って、家計簿をつけたとしたらどうなるでしょうか？　眠気は自宅に直帰したときほどは発生せず、むしろ集中して作業ができるはずです。そのメカニズムについては第5章でお伝えします。

疲労感を感じることなく、集中して作業ができるため、結果として早く作業も終了します。

本当に疲労困憊という状態であれば、このような事態は発生しないはずです。

以上より、睡眠中に脳や身体が回復しているとは、とてもではないですが、考えづらいことがわかっていただけたと思います。

第3章

俗流睡眠論を流布する スリーパーセルの正体

どんな業界が睡眠不足を煽っているのか?

世の中の文化や流行の多くは、業界の仕掛けによって生み出されています。たとえば、ファッション業界における毎年の流行色は、国際流行色委員会という日本やヨーロッパをはじめとした国々の代表によって決定されます。この決定に基づいて、数年後には各国で流行色を用いた服が着られるようになります。

また、近年異様な盛り上がりを見せているハロウィーンをはじめ、すでに文化として根づいたクリスマスやバレンタインデーは、これらのイベントが流行ることで経済的に潤う業界の仕掛けによって誕生しました。

諸説ありますが、もともと1日2食だった文化が1日3食になったのも、人々に朝食を食べさせることで儲《もう》かる業界の仕掛けなのではないかという陰謀論めいた話もあります。1日3食の文化が根づいたのは、西洋ではちょうどトースターが発明された時期と合致し、日本では玄米から白米への転換が起こった時期と合致するからです。

さらに、誰もが耳にしたことがある1日30品目を食べたほうがいいという考えは、かつて1985年に厚生省が打ち出した指針でしたが、2000年には削除されました。1日30品目を食べたほうがいいと聞かされたら、さまざまな種類の食材を買わなければならないと、普通は感じるでしょう。

つまりテレビや各種メディアで「〇〇がいいらしい」「△△が流行っている」というニュースを鵜呑みにする時点で、その背後にいる業界の思うつぼになっている可能性があることを忘れてはいけません。

そこで考えたいのが、昨今の日本で急激に騒がれはじめた睡眠不足や睡眠負債という話題です。

日本人が睡眠不足ということが真実であれば、睡眠不足という現状だけでなく、どうすれば睡眠不足を解消できるのかという、対処法のほうがはるかに多く、そして広く知らされていなければなりません。

しかし、日本のメディアの伝え方と私たちの感じ方を鑑みれば一目瞭然です。

第一の目的は、私たち日本人のほとんどが睡眠不足で、睡眠負債が知らない間にどんどん溜まっているという不安を煽ることでしょう。

ではこれまでの話を踏まえると、睡眠不足や睡眠負債だと騒ぎ、人々の不安を煽ることで得をする業界が存在するはずです。空前の睡眠不足ブームによって莫大な金を手にするのはいったい誰なのかを考えてみてください。

巨大な製薬・医療業界の魔の手が人々に不安と混乱をもたらす

現代社会の科学や医学が進歩していることは、人々の寿命という点から見ても、かつては不治の病と言われた病気が、今ならちょっとした手術や入院、薬を飲むだけで治るようになったことを見ても明らかです。

しかし、薬や対症療法が増加すると、おのずと人々の健康状態に必ずしもよくない変化が起こります。うつ病の増加や、薬の副作用に悩む人が増えているのも事実です。

前提として、医師の知識や努力、人のために行動している姿や、責任感……いずれも私は尊敬しています。ネイチャー・スリープを受講している医師は3桁を超えて存在していますが、どの方も本当に人のことを考えて行動されています。

しかし……敬意や尊敬は大前提として、ここから私は、非常にトゲのある発言を繰り返すことをご了承ください。あくまで風潮や文化に対して物申すだけであり、個人や医師を否定しているわけではありません。

平成22年度の「精神疾患の社会的コストの推計」（厚生労働省）によると、２００８年の日本における統合失調症、うつ病性障害、不安障害の社会的コスト（疾病費用）の推計を行う目的で進められた研究では、上記３つだけの症状ですら、８兆円の費用がかかっていると発表されています。

精神疾患の患者数も、厚生労働省の患者調査によると、平成11年は２０４万人だったのが、平成26年には３９２・４万人まで右肩上がりに増えています。これらの症状や疾患を持つ患者に投与される薬で、最も売れている薬として名高い、ベンゾジアゼピンという睡眠薬です。「ベンゾジアゼピン薬物乱用」という言葉が、Wikipediaに登録されるほど乱用されていると言われています。

「ベンゾジアゼピンの１９９７〜１９９９および２００７〜２００９の平均消費」のグラフ[1]を見ると、日本はあまりに処方されすぎていて、棒グラフにおいて、枠外に飛び出しています。

アジアにおけるベンゾジアゼピン系睡眠薬の人口1000人・1日当たりの服用量

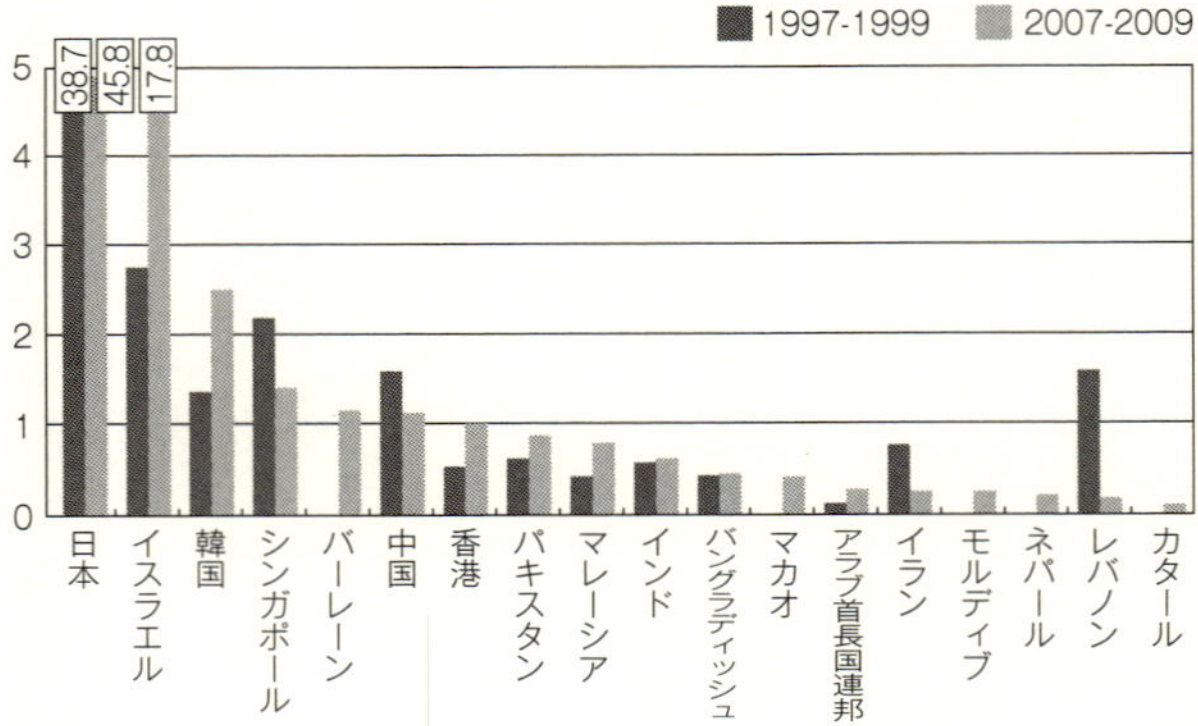

２００９年の人口は、統計局の調査によって、1億２７５０万９５６７人と発表されています。これを計算に当てはめると、1年で日本全体が使用するベンゾジアゼピン系の薬の消費量は21億錠以上となります。

また、この報告書の40ページには、「日本で観察される高い消費レベルは、不適切な処方パターンやそれに伴う薬物乱用に至る可能性があります」[2]と表現されています。不名誉なことに、日本だけ名指しの指摘です。

大事なことですが、「睡眠はいまだによくわかっていないことが多い」

というのが睡眠の研究者も、睡眠学者も、医師も口をそろえて言っていることです。「睡眠で何か問題があったとしても、責任はとりませんよ」と公言しているようなものです。つまり、睡眠薬を過剰に処方したとしても、「よかれと思って、処方した」と言ってしまえば責任は問われないわけです。

薬剤師のショートスリーパーの受講生から、両手で持つほど大きなビニール袋いっぱいになるほどの量のベンゾジアゼピンを、一度に処方することがあると聞きました。その金額は医療費で50万円という値段だったそうです。勘繰りすぎかもしれませんが、保険適用になるなら、膨大な額の医療費が投入されていることになるので、睡眠不足や睡眠負債と煽ることは、ひいては国の医療会計を圧迫することになっているとも考えられます。

睡眠薬地獄と睡眠不足ブーム

睡眠負債と睡眠肥満

製薬会社の売上げは、右肩上がりで、世界で合計では１００兆円市場と言われています。

製薬会社にこれだけの売上げをもたらしているのは、なるべく多くの人が抱えている病気や障害（複数の顧客）を改善する薬で、その薬も1回飲んだら終わりではなく、定期的に飲み続けてくれるような薬（リピート客）であることが重要です。このように書くと非常に印象悪く感じるかもしれませんが、睡眠薬の性質は、まさにその条件にぴったりと当てはまります。

米国のある文献[3]によると、日本の5分の1以下の処方数であるアメリカですら、2001～2014年にかけて、ベンゾジアゼピン系の薬による死者が5～6倍も出ています。過剰摂取が原因とは言われていますが、「処方した医師が悪いのではなく、飲みすぎた患者が悪い」といったことが書かれています。つまり、患者の自己責任とされていることからもわかるように、ベンゾジアゼピンの処方に制限がかかることはありません。

これは私の印象レベルの話としてお読みいただきたいのですが、ベンゾジアゼピンが有名になってから、「日本人は総じて睡眠不足」という風潮が加速したように感じます。

そして2017年には、「睡眠負債」という言葉が流行語大賞にノミネートされました。

睡眠の重要性が過剰に啓蒙されることで、自身の睡眠に対して懐疑的になり、それゆえに睡眠の満足度が下がるということもあるのではないでしょうか。そして、健康や寿命について重要なファクターと認識している睡眠を阻害しているもの――、たとえば自分が勤めている企業を恨み、自己肯定感を欠落させることで、QOL（クオリティ・オブ・ライフ）を著しく低下させることにつながっているように感じます。

確かに日本の平均睡眠時間は世界でトップレベルの短さです。だからといって睡眠不足だというのは話が違います。

理想の睡眠時間は7～8時間と根拠のないことを言いはじめる人もいれば、ある有名な教授は「人々が本当に寝たい睡眠時間を基準にし、実際の睡眠時間がそれに満たないのは問題だ」という始末です。寝たい睡眠時間を基準に置いてしまうと、食べたい量をとり続けたら肥満になる可能性が高いように、睡眠のとりすぎで「睡眠肥満」のような状態になってしまうことでしょう。

ところが、医師や睡眠の研究者が、日本人は睡眠不足だと決めつけることで、多くの人は自分も睡眠不足なのではと疑いはじめ、あらゆる不調を睡眠時間のせいにしはじめます。仕事がうまくいかないのも、肌が荒れたのも、友人と喧嘩《けんか》したのも、すべて睡眠のせいだと言わんばかりです。

日中の生活に疲弊し、心身に違和感を感じた頃に医師の診察を受ければ、待ってましたとばかりに、睡眠時間を聞かれます。

多くの人は、多忙な社会生活を営んでいることもあり、現代社会の文化とまったく噛み合っていないにもかかわらず、推奨されている7〜8時間という睡眠時間も確保できていないので、医師は睡眠不足と診断することができ、睡眠薬を処方するという流れになります。

はっきり言って、今の睡眠の常識は経済活動によってつくられているのです。いかに睡眠不足を演出するかで売上げが変わります。

睡眠環境適応説

人間の睡眠時間がどれほど環境によって変化し、それに適応できるかを、極論ではありますが、わかりやすい例として、戦争時の兵士の睡眠に関する調査報告を紹介します。

母国で暮らしていた頃の睡眠時間が7時間以上だったとしても、敵地に侵入している兵士はそんな悠長な睡眠をとっていられません。彼らは短時間睡眠を余儀なくされるわけですが、それによってパフォーマンスが落ちると思われるでしょう。

しかし、米国国務省の2007年の報告書[4]によると、兵士は普段の睡眠時間にかかわらず、24時間以内に4時間睡眠をしていれば、7日間以上にわたってパフォーマンスが低下することがなく行動できるとのことです。

また、こういった敵地に派遣されていた兵士は帰国後、しばらくの間睡眠時間が短い状態が継続するという報告もありました。これは戦争中の睡眠時間が習慣となったためです。

自分自身の睡眠時間を周囲の環境に合わせていたために睡眠時間が短くなっただけですので、帰国した後、元の環境に慣れさえすれば以前の睡眠時間に戻ったことでしょう。ところが多くの兵士が、帰国後すぐに周囲から不眠症を示唆されることによって、自分自身の睡眠に不安を感じ、医師に診察を求めてしまいます。

このように、睡眠の常識によって悩まなくてもいいのに悩んでしまう人が多数生み出されるわけです。

野生動物の世界を考えたとき、毎日同じ睡眠時間がとれる生物などいません。同じ個体でも草原で眠るのか、巣穴で眠るのかで大きく睡眠時間は変わります。逆に現代人は睡眠時間という物差しを持ったことによって、睡眠の柔軟性がなくなり、少しでも睡眠に変化があるだけで、不安を覚えるようになっていると考えられます。

第1章でも紹介した「睡眠科学の基礎」から、少し長いですが引用します。

> 動物たちはヒトのように連続して長く覚醒しつづけたり、連続して長く眠りつづけることはしない。つまり、1日に何回も眠るパターンを（多相性睡眠）を示す。これに対し、複数の睡眠単位をつないで1日1回の長い睡眠期（単相性睡眠）にすることによって、概日リズムの休息の位相と同

期させてしまったのが典型的な現代人の眠りである。
これは学校や職場の時間割りに拘束されて、睡眠は人為的な制約のもとに、社会的ないし文化的に管理されるためである。つまり、ヒトの睡眠は自然のままではなく加工されたものである。しかし、高等動物の頂点に位するとされるヒトの睡眠も、ほんらい多様性に富むものである。多様性ゆえに私たちの睡眠はたいへん個性に富んでいるから、自分なりに工夫して快眠法を開発できる可能性がある。社会では1日に8時間寝ることが基準であるとみなす傾向があるが、ヒトもまたさまざまな生きざまとともに、さまざまな寝ざまを実行できる素質や能力をもっている。

私は自宅でハリネズミ（名称：レムちゃん）を飼育していますが、観察していると、やはり1日に何度も眠りに入り、その眠りのタイミングは自分でコントロールをしています。また、いつでも起きられるし、いつ起こしたとしても、動き回れます。ちなみに、そうした行動様式についていえば、私も可能です。

第1章で紹介したピッツバーグ睡眠質問票において、就寝回答欄や、睡眠時間の欄が1つしかありません。多くの睡眠の研究では、このように一度のみの睡眠にスポットライトをあてています。人間も本来は1日に何回も眠る性質を持つはずなのに、睡眠を1日1回だけしかとらない前提での睡眠研究は非常に不自然だと言えます。

1日に1回だけの睡眠をとるのか、何度も睡眠を分けるのかなど、睡眠のとり方などでも満足度は大いに変わることは想像に難くありません。睡眠の調査にも多様性を持たせるべきです。

睡眠学者や専門家が語る睡眠不足の残念な証拠

たとえば、よく睡眠不足の証拠として「日本人だけが電車で寝る」という習慣があげられます。

諸外国では電車で寝ないのに日本人は寝る。これを睡眠不足の証拠だなんて、研究者の底も知れたものです。そもそも睡眠不足の証拠が日中の眠気と考えている時点で、論点がすり替わっています。睡眠時間が長くても、日本の電車の中では眠る人が大半でしょう。

お気づきの読者も多いかもしれませんが、日本の電車が安全だからこそ人々は眠ります。日本の文化に馴染《なじ》んでいる外国人も日本の電車で眠ります。

では、海外旅行に行ったときや、海外に住んでいる日本人は、電車の中で眠ると思いますか？　回答としては、NOです。すなわち、治安が安定していない国の電車で、睡眠不足だからといって眠ることは考えにくいのです。つまり電車の中で眠るなんて、単純な文化と習慣の問題です（眠気の発生要因に関しては第5章で詳しく説明します）。

現代の日本は誤った睡眠知識の流布によって、日中に眠気を感じたら、何でも睡眠不足のせいにされてしまいます。仕事でミスをしても睡眠不足、つまずいても睡眠不足。

睡眠不足と言われることに怯《おび》えて、自分自身の睡眠を無理に最適化しようとして、まったくロジックとして成立しない睡眠薬に手を出したり、睡眠時間が少しでも短くなるような会社であれば、転職を考えるという事態が発生します。

睡眠研究の現状と水準

何より、医学がここまで進歩しているにもかかわらず、睡眠研究においてほとんど大きな成果が上がっていないことからも、睡眠の研究者たちは「そもそも自分たちは大前提を見落としていないか？」という発想になってもよさそうなものです。たとえば、「睡眠が身体にいいもの、というのは本当なのか」といった視点です。

すべてとは言いませんが、研究とは、まず結果ありきで取り組まれます。何よりお金がかかるため、誰でもおいそれとできるものではありません。よく私も、ショートスリーパーの研究をもっと進めたらいいのではないか、と言われるのですが、単純に金銭や権威性がまったくありませんので難しい要求です。

スタンフォード大学の研究所が少し統計調査をするだけで、世界に広まり、情報ソースとして引用されますが、今の私がスタンフォード大学の研究の10倍の人数を対象として研究したとしても、非常に狭い範囲にしか伝わらない情報となるでしょう。

さらに、経済的な支援を受ける場合、研究結果を予測して、伝えておく必要があります。

もし私がショートスリーパーの研究をするということであれば、どのようなメカニズムで、どのように身体に効果が表れて、どの程度の期間研究を続ければ、ある程度の研究成果をあげられる旨を伝えたうえで、「まず研究過程と結果を報告し、それに沿って」研究することになります。しかし、結論ありきでスタートした研究が、新発見をすることは難しいでしょう。

私がショートスリーパー育成カリキュラムをつくり上げたのは、思わぬイレギュラーや、方向転換の連続があった結果です。どこかの研究所で研究していたら、きっとショートスリーパーになる方法など、思いつかなかったはずです（だからこそ、価値のあるカリキュラムとも言えますが）。

今、世界最先端と言われ話題になっている筑波大学国際統合睡眠医科学研究機構では、国から年間10億円という資金を渡されています。しかし、それでも「資金が足りない」と窮状を訴えています。[5] 非常にきれいな設備と、大層な実験室、多くの人員が有効活用されていることを願うばかりです。

寝具メーカーも人々の不安を煽りすぎないように

多くの日本人は睡眠不足という認識を持っています。そこに商機を見いだしているのが寝具メーカーでしょう。

睡眠時間を確保できないのなら、せめて睡眠の質を上げましょうということで、睡眠の質を高めるらしいマットレスや枕が売られています。確かに入眠には寝具は大切です。

寝具メーカーの経営をしている友人もいれば、寝具メーカーの社員も受講生にいます。「睡眠の質って何?」と聞いたところ、残念ながら明確な回答はありませんでした。「翌日、眠気が出ない睡眠……?」といったかたちで、ここでも眠気を引用して、睡眠そのものの話から論点のすり替えが発生しました。

有名な寝具メーカーは、スポーツ選手とアドバイザリー契約を結んで、マットレスを提供し、広告塔になってもらいます。「スポーツ選手が活躍できているのは、マットレスのおかげ」といわんばかりです。

睡眠の質が高まって、しっかりと身体を回復させられているからといった確実な証拠はありません。パフォーマンスが向上したという報告もありますが、事例としては少なすぎますし、プラシーボ効果を疑う必要もあるでしょう。

スポーツ選手が活躍できているのは、当然のことながら並外れた練習と、何よりトレーナー等による万全のケアによる恩恵が大きいからでしょう。

ある一流アスリートは、自身の使っているマットレスについて、「身体にフィットし、姿勢が固定される」とコメントしています。確かに当人にとってはそうなのでしょう。しかし、運動不足で、姿勢が悪い一般人が使ったらどうなるかと考えると、少し心配になります。

寝心地のよい寝具というコンセプトを否定するつもりはありません。私も、あるメーカーのマットレスに「お客様の声」としてコメントしています。気持ちが良かったので。

しかし、睡眠の質を向上させるという文言に関しては、いささか言い過ぎではないかと考えられます。

睡眠は魔法ではありません。ましてやマットレスや枕を変えるだけで健康に……というのは、むしろ「他のマットレスを使うことで健康阻害が起こっていた」という認知を生み出しそうなものです。

「睡眠の質」とはとても便利な言葉

最近の睡眠学者も、睡眠は量より質が大事と言いはじめています。なぜなら睡眠時間が長いにもかかわらず、日中眠かったり、いろいろな不調を訴える人がいるためです。

こういう人には、睡眠時間は確保できているけど、質が悪いですねという診断をしますが、実際に「質が悪い」と診断する医師が、質のよい睡眠の意味を把握していません。

もう少し説明しますと、質のよい睡眠という定義はこの世にないのです。

●睡眠に問題があると自覚している場合、睡眠時間が確保されていなければば睡眠不足と言われ、睡眠時間を確保していても睡眠の質が悪いせいとされる。

●睡眠に問題があると自覚していなくても、理想の睡眠時間とされる7～8時間に普段の睡眠時間が満たなければ、気づかないうちに睡眠負債を抱えていると不安を煽られる。

●睡眠の質は科学的に測定できるものではなく、ナラティブアプローチ（患者の話す内容を基に解決策を検討すること）となり、どこまで行っても主観の枠を出ない。

右記のようなロジックで相手を囲い込むことによって、どんな睡眠をとっていても、結局ほとんどの場合で睡眠に何かしらの問題を抱えているという診断結果になります。

人々にとって受け入れやすい甘～い誘惑

睡眠は、人間の3大欲求に数えられるほど魅力的なものです。

寝ていいと言われれば、積極的に寝るのが生物としての本能です。寝ている間は、何もしなくていい時間なので楽ですし、精神をすり減らした人が、睡眠に救いを求めようとする気持ちはわからなくもないことです。

食事も性欲も一緒です。いくらでもとってもいい、そしていくらでもとったほうがいいと言われれば、永遠に繰り返して摂取する可能性すらあります。

睡眠の欲求とは抗いがたいものです。そんな中、「あなたは睡眠不足だからもっと寝たほうがいい」と言われれば、ほとんどの人が喜んで信じこみ、睡眠という快楽をとろうとします。

健康や仕事、人間関係など、何かに悩んでいる人にとっても睡眠は甘美な逃げ道となります。自分自身が悪いのではなく自分以外の何かが悪いという文言に対して、人は非常に弱い生き物です。だからこそ、昔の人々にとって、誘惑する悪魔といった絶対悪の存在が必要だったと考えられます。

第4章では、睡眠による害について解説しますが、睡眠は健康にいいものという間違った前提の下では、残念ながらさらに睡眠欲求の拍車がかかります。

「健康にいい」という定義が何かにもよりますが、繰り返しますが、活動するより睡眠状態のほうが健康にいいといった完全な証拠はありません。

病気やストレス、やる気の減退、ミス、肌荒れ……。睡眠がそれらを解決する魔法だと思ってはいけません。睡眠をとっていたとしても、誰も救ってくれません。眠ってばかりの人に誰も協力してくれません。また、眠っている間に成果物が勝手に仕上がることもありません。

自分自身や自分のために誰かがしてくれる行動こそ、悩みや、問題を解決する手段になるのです。

1 Figure 26. Asia(selected countries and territories):average consumption of benzodiazepines(sedative hypnotics),1997-1999 and 2007-2009

2 The high consumption levels observed in Japan might also reflect inappropriate prescribing patterns and associated abuse.

3 US timeline Benzodiazepine deaths

4 U.S. Department of the Army. 2007. Field Manual 3-21.10, The Infantry Rifle Company, Washington,

D.C.: U.S. Department of the Army.

5 フミナーズ「このままじゃ日本の研究はダメになる？ 睡眠学の最先端に聞く資金不足の裏側」
https://fuminners.jp/journal/entertainment/15638/

第4章

睡眠が生み出す身体への毒

まずは睡眠がどれだけ害悪か把握する

前章で、私たちの睡眠が、巨大な産業の魔の手によってつくられたストーリーや常識によって、操られていることをご理解いただけたかと思います。今まで正しいと思ってきた常識も疑いの目で見ると、どんどん綻《ほころ》びが見えてくるのです。

睡眠の常識とは便利なものです。「常識的に考えて……」という一言で、たいして考えていなくても考えているようにも聞こえますし、正当性があるように聞こえます。しかし、常識によって思考停止してしまうのは、ある意味、他人任せな状態を続けていることに変わりません。

常識という拠り所がなくなったとき、我々は睡眠とどう向き合い、どのような睡眠をとっていけばいいのでしょう。

仮に江戸時代の日本人や時計のない時代の人々に、「睡眠時間が短くなったら、寿命は短くなると思う?」と聞くと、どのようなリアクションが返ってくるでしょうか……。「なぜそんなことを聞くのか?」と怪訝《けげん》な顔をされると思います。現代人では当然のように考えられている、睡眠時間と寿命を結びつける考え方は、どこかで教育をされたから根付いたものです。

「そうは言うけど、寝る分には身体に悪いわけじゃないしいいのでは？」と思っているかもしれませんが、大間違いです。ストレートな表現で大変申し訳ないですが、睡眠は身体に害をもたらすこともあるのです。

今まで無条件に睡眠が身体にいいと思いこんでいたのは、天動説を信じているようなものです。実は地球のほうが太陽のまわりを回っていたわけですが、確かに間違っていた古い常識、つまり太陽のほうが地球を回っていたと信じ続けたとしても、どこかで恥はかくかもしれませんが、生きていくうえでは不利益はないでしょう。

しかし、睡眠はこれとは話が違います。今まで、そしてこれからの人生で3分の1、4分の1の時間を費やす行動が、間違った常識に基づいた間違った行動だなんて残念すぎませんか。自分たちの子どもや孫の代にも間違ったことを教えるのでしょうか。

今までの間違った常識から脱却する意欲が沸いてきましたでしょうか。

まずは睡眠に関する正しい知識をお伝えします。自分自身の知識や、これからコントロールする睡眠というものを知ることが大切です。

「敵を知り己を知れば百戦殆《あや》うからず」という言葉があるように、睡眠のことを知らずして、睡眠のコントロールはできません。

ただし、この本に書かれていることを「参考にする」程度では、今まで持っていた知識の影響力のほうが強いため、心のどこかで「でも睡眠ってとらないといけないいんでしょ?」という思考になり、時間の無駄になります。

間違った睡眠の常識や知識は捨てる覚悟で、これからコントロールしようとする睡眠の正体を知ることが大切です。

もし、無知の状態で睡眠のコントロール手段を手に入れたとしても、心のどこかで、「でも睡眠ってとらないといけないんでしょ?」と思い込んでいると、二度寝や三度寝を繰り返して、むしろ逆に起きられない体質になっていきます。

ここからは、睡眠が害だという話をします。

睡眠時は平均して体温が1℃低下し、免疫力が低下する

睡眠中は免疫力が低下します。睡眠によって疲労が回復し、病気も治ると考えている人にとっては、文字どおり寝耳に水でしょう。

睡眠中、特にレム睡眠（Rapid Eye Movement）の最中は体温調整がしづらい状態となります。結果として、睡眠時は覚醒時よりも平均して1度ほど体温が下がります。

人間は平常時より体温が1度下がると、免疫力が37％、代謝量が17％ほど低下することがわかっています。体温、免疫力、代謝量だけ見ても、起きている間よりも、睡眠時に風邪をひきやすいのは明白です。しかも、健康な細胞の代謝量は減る一方、多くのがん細胞は35度台の低体温時に最も活発に増殖することがわかっています。

私は、一流アスリートを数多く指導してきた山本義徳氏からパーソナルトレーニングを受けています。同氏は4時間以上眠る場合、一度起きて、タンパク質を摂取することを推奨しています。

なぜなら、眠っている時間が長いと、栄養を長時間摂取できず、筋肉を分解してアミノ酸（タンパク質を最も細かくした状態）を生成してしまうためです。これでは筋肉が目減りして不健康になります。

これはタンパク質だけに限った話ではありません。あなたは、ビタミンやミネラルをどこから摂取しますか？　食事やサプリメントなど、身体の外から摂取するはずです。では、眠っている間に、免疫力の元であるビタミンCを摂取できるでしょうか？

当然ながら、眠っている間は摂取することができないため、長時間の睡眠明けは、体調が悪いような感覚になったり、実際に体調を崩してしまうことが多くなります。朝起きたら喉が痛くなっていた、風邪を引いていた、という経験は誰にでもあるでしょう。

よく眠って身体を休めましょうというのは、いわば栄養面を一切身体からカットしましょうと言っているのに等しいのです。

近年流行している断食、ファスティング中ですら水や最低限の栄養や酵素はとりますよね。

睡眠時は代謝が低下する

お化粧をしたまま眠るとお化粧負けの原因になることや、寝起きに吹き出物が出やすくなるのは、多くの人が経験していると思います。前項で説明したとおり、睡眠時の基礎代謝や新陳代謝が低下するからです。

睡眠時に肌が回復すると思い込んでいるのは、逆に睡眠不足のときの肌荒れやお化粧乗りの悪さを想像しているからと考えられます。

つまり、寝るのも寝不足なのもお肌には悪いわけですが、どちらかというとまだマシな寝るほうを、みなさんは選択しようとします。

やはり美容に気を使われているほとんどの方が、睡眠がお肌にいいと思い込んでいますが、実際には真逆の事態が起こります。

そもそも、肌荒れやニキビの存在に気づくタイミングはいつかを考えてみてください。朝起きて、鏡を見たときが一番多いのではないでしょうか。

眠ることが美容にいいならば、こうしたことが起きるのは明らかにおかしい話です。入眠時は非常に多くの寝汗をかきます。その寝汗などの水分を多く含んだ枕や布団に顔を埋める行為が肌にいいわけがありません。

3時間睡眠の人だったら3時間でその環境から脱出しますが、8時間睡眠の人は8

時間も衛生的ではない環境に皮膚をさらすことになります。また、睡眠時間が長い人ほど枕カバーやシーツを洗濯する頻度が少ない傾向があるため、さらに肌荒れを加速させてしまいます（こまめに洗濯をする時間的余裕がないので当然です）。

また、睡眠中にターンオーバー（肌の新陳代謝、皮膚の生まれ変わり）が起こるといわれていますが、実際には、睡眠時における全体の80％を占めるノンレム睡眠時には新陳代謝は低下するため、ターンオーバーは起きているときよりも激減しています。

では、なぜここまで睡眠中のスキンケアが流行しているのでしょうか。

人は「オートメーション」に惹かれる性質があります。眠っている間に勝手に肌がきれいになっていたり、筋肉がついていることを期待してしまいます。一時期、睡眠学習が流行りましたが、これも同様のニーズに基づいたものでしょう。このニーズと、スキンケア業界の思惑がかみ合ってしまったために、睡眠と美容がつながることになったのです。

睡眠時間が短いからといって、必ずしも肌に悪いわけではありません。起きている時間が長ければ、肌のケアを行う時間を増やすこともできます。いかに睡眠をとるかではなく、どういった活動を行うかが極めて重要なのです。

また、さらに問題なのは排泄代謝が0になることです。7時間眠るということは7時間もの間、排泄をしないということです。

私がショートスリーパー育成カリキュラムでお伝えしている受講生の多くの女性が、活動時間が増えたことによって、排泄回数が増えたと言っています。便秘がどれほど身体に悪影響が出るかを考えていただければ、睡眠が必ずしも身体によい影響ばかりでないことを理解していただけると思います。

医者の言うとおりに寝るとアトピーが悪化

私に関しては、アトピー性皮膚炎だったこともあり非常にデリケートな肌だと自覚していますが、短眠で生活するようになってから、肌にハリと潤いが出るようになりました。45分以下睡眠の今、アトピーの症状はまったくなく、完治したといえます。

アトピー性皮膚炎の症状が悪化しているときに、医師から睡眠時間を確保するように指示を受けていましたが、実際には、睡眠中は静電気や布団内の湿度や高い温度、汗の影響で起床時よりも掻《か》いてしまうことが多く、アトピーの症状が改善することはありませんでした。

もちろん、症状の改善には個人差があるでしょうが、肌が荒れていると感じる方や、アトピー性皮膚炎の方は、観察の視点を変えてみてください。本当は睡眠時間が短いことが肌トラブルの原因ではなく、思わぬことがきっかけで肌トラブルが起こっている可能性があります。

睡眠時は酸素が不足する

睡眠中は呼吸数が低下します。また、心拍数も低下して血流も低下することから、身体全体の酸素量が活動時に比べて、著しく低下します。この結果、乳酸などが溜まることにつながり、運動後に眠ると、起床時に激しい筋肉痛にさいなまれることもあります。

また、最近では睡眠時無呼吸症候群の問題も浮上してきています。睡眠時無呼吸症候群の人は、日中に耐え難い眠気に襲われたり、合併症のリスクが高くなるとのこと

（睡眠不足による合併症リスクのエビデンスはありません。しかし、睡眠時無呼吸症候群に関しては合併症のリスクが各病名に対して、しっかりと倍率が記載されています。私としては違和感しかありません）。循環器領域における睡眠呼吸障害の診断・治療に関するガイドライン[1]によると、高血圧症は約2倍、狭心症、心筋梗塞は2〜3倍、慢性心不全は約2倍、不整脈は約2〜4倍、脳卒中は4倍、糖尿病は2〜3倍だそうです。

睡眠不足によって、これらのリスクが高まることがないことからも、睡眠時無呼吸症候群の人は単純に睡眠時間を減らすという選択をしたほうが、健康に有利ではないかと考えてしまいます。

ちなみに睡眠時無呼吸症候群の人が、私のカリキュラムを受講して短眠になった結果、CPAP（シーパップ：持続陽圧呼吸療法）を外す許可をお医者様からいただけるようになったという事例も少なくありません。

睡眠時は水分量が低下する

睡眠中、汗という形で0・5〜1リットルもの水分が体外に放出されます。これは身体全体の水分量の約2％ほどになり、覚醒中であれば、渇きを訴えるレベルです。

しかし、睡眠中はそんな異常事態はどこ吹く風で、その危険な状態を起床するまでひたすら継続します。

また、口内の唾液量の低下などからも虫歯の発生確率が上がり、起床時の口臭は、恋人との接吻《せっぷん》を経験したことがある人であれば、ご理解いただけるのではないでしょうか。

当然ながら、口の違和感も、水分の不足も起床時であれば、すぐに対応できるものです。

しかし、睡眠時は対応することができず、身体は脱水症状のまま数時間も放置されてしまいます。

また、汗という形で分泌されているということは、寝具に寝汗がついているということです。すなわち、衛生面的に考えてもよいことはありません。

寝具を毎日洗っている人は少ないでしょう。つまり、寝汗が何日分もついている寝具に、8時間といった時間、顔や肌をつけておくことは、健康的にも美容面から考えても、不利益だと考えられます。

睡眠時は血流が低下する

睡眠中は心拍数が低下して血流が低下します。血流が低下すると、うっ血や血栓の原因となり、長時間の血流低下は、身体の末端のむくみの原因にもなります。特にストレッチをせずに眠ってしまうと影響が顕著に表れ、翌日の手足の倦怠感にもつながります。起床後の倦怠感はそのまま1日のパフォーマンスの低下も招きます。

血液がドロドロになることが身体にとっていい影響が出ないことは想像に難くないはずです。血流が減少し、血管内部に老廃物や血栓が付着しやすくなり、血管系の病気も睡眠中に進行します。どれだけ健康的な食事をとっていたとしても、睡眠後に血液がドロドロになることを止めることはできません。

なぜ睡眠後の血液がドロドロになってしまうのか。それは水分不足と、体温の低下、そして睡眠中の血流の低下が主な原因なのです。

睡眠中は平均して心拍の回数が10％ほど低下します。血液の流れが遅くなるだけでなく、ポンプの役割も弱くなることから、末端まで血液が流れない事態が起こります。

流体力学の話になりますが、流速が下がってしまうと、たとえきれいな水だったとしても、岩などに苔《こけ》や汚れが付着していきます。

同様の現象として、血液の中は血栓という詰まりが起こりやすい状態となり、血液に脂分や老廃物が多い場合には、最悪の場合心筋梗塞や脳梗塞が起こる原因となります。多くの人の起床時である早朝や朝は、心筋梗塞や脳梗塞が起こる可能性が上がる時間になります（フラミンガム研究によると、午前4～12時の間に、心筋梗塞や脳梗塞が起こりやすいといわれています。また、睡眠時間の長くなる正月に心筋梗塞や脳梗塞の患者が増えます）。

朝の1杯の水で血液の状態を元に戻したり、起床時に軽い運動をすることで流速を上げて、血液の状態を元に戻すといった策もありますが、所詮《しょせん》は対症療法です。

睡眠時間を短くすれば、血流が下がり滞留する時間を減らし、またドロドロの状態も軽減できるのです。

寝るとうつになりやすい

寝ないと頭が回転しないとか、うつになるとか言われています。おそらく、これまでの常識を刷り込まれた人は、寝ないと本当にそのようになってしまうのでしょう。

しかし、ノンレム睡眠中は脳にギプスをはめているようなものといわれるほど、脳の活動量が低下します。8時間眠っていた受講生が、3時間睡眠で安定して生活できるようになったときに、「集中の時間だけじゃなく、発想力や物事のとらえ方に奥行きが出てくるようになった」と表現していました。

脳が活動的な時間が多いほうが、当然ながら脳はよく動くようになります。

動物の本能には、状況に合わせて自分の身体を調整する機能があります。

野生動物が動物園に来たときに、動物園という状況に最適化した行動をとりますし、状況に合致しない動物は生存競争に負けて消えていきます。

人間も8時間以上時差のある国に行ったとしても、通常時差ボケの回復に1～2日という日数で身体が順応します。

アクティブな人はよりアクティブに適した身体になり、あまり動かずに生活をしている人は、あまり動かない状態に適した身体になるということです。

睡眠という状態、特にノンレム睡眠の間は、脳も身体も覚醒時に比べて能力が低下しています。この期間を「休んでいる」と表現する方がいますが、副交感神経が優位になっている状態と脳波が緩やかに同期しているだけであり、何も特別なことが起きているわけではありません。

その時間帯、すなわち睡眠時間が長ければ長いほど、覚醒時の活動も消極的になり、それが継続した場合、現代人にとって不利益な事態が発生することは想像に難くないはずです。

精神的な側面においても、寝ている間に病気が進行するということは間違いありません。

自己啓発セミナーを受けて、非常にやる気の高い状態で帰宅したとしても、翌日の朝には、別人のような自分に驚いた経験はありませんか？

夜に一大決心をして眠りにつくと、朝にはその決心がどこに消えたのか、二度寝をしてしまいます。このような経験を繰り返すたびに、人は自暴自棄、自己嫌悪に陥り、自分は怠惰な人間だと決めつけてしまいます。

しかし、実際はその怠惰は、睡眠の性質によってつくられた現象です。

翌日の信じられないほどのモチベーションの低下は、GABA（ガンマアミノ酪酸）というホルモンが神経伝達物質となることで、眠っている間にアドレナリンやノルアドレナリンといった興奮性のホルモンをまったく受容しなくなる時間があるために起こる現象です。

睡眠時間が長いときほど、やる気がなく日中を過ごすのです。つまり、睡眠時間が長い人ほどうつになりやすいともいえるでしょう。

確かに睡眠不足はストレスを生む

寝ることが精神面に与えるデメリットをお伝えしましたが、「眠気を我慢して起きつづけたほうがいい」と言っているわけではありません。

当然、睡眠不足に陥ればストレスに苦しむことになります。国立精神・神経医療研究センターの研究結果によると、健康な成人男性でも5日間の睡眠不足で抑うつ状態になったそうです。そもそも調査をするまでもなく、誰でも睡眠不足時に不安やイライラ、ストレスを感じたことがあるでしょう。

睡眠不足の状態で活動しようと試みても、脳は睡眠をとる行為以外すべてストレスと認識するようになってしまいます。脳が、睡眠欲を最も高い欲求と認識することで優先的に選択し、それ以外のあらゆる事象を捨てようとするためです。

大切なのは、睡眠不足でもないのに、「寝ないとうつになるから」という理由だけで惰眠を貪《むさぼ》り、不利益を被らないようにすることです。

ただ、「寝たいけど寝られないから困っているんだ」という悩みもあるでしょう。そういう人は、「むしろ寝なくてもいい」「寝ないほうがメリットがある」ということを頭の片隅に入れておいてください。それだけで少し心が軽くなるはずです。

以上のように、さまざまな悪影響が睡眠の最中には起こっています。

これでもなお、睡眠中に心身が回復していて、睡眠は健康にいいと考えますか？

今までの話は、決して難しい話ではなく、みなさんの直感のみで十分理解できる話だと思います。

睡眠中毒から抜け出す

睡眠とはすべての動物が持っている能力です。すべての動物が24時間以内に数回の睡眠を行っています。人間ももともと、1日のうちに何回かの睡眠を取っていました[2]。

睡眠とは、あなたを睡眠にいざなう力で、一般的には欲求と言われます。

私は「欲求」という言葉をあまり用いたくはありません。やっかいなことに「身体が睡眠を欲しているなら、逆らわずにとったほうがいい」と思いこんでしまうことがあるからです。この発想は一見すると正しいように見えますが、本能の赴くままに行動したら、どうなるのかは睡眠と同じく3大欲求に数えられる食事や性を見れば、不健康極まりないことは明らかです。

確かに欲求は、自分自身の生存（食欲）や、種の生存のため（性欲）に必要なものですが、欲求を満たせば満たすほどいいわけではありません。生存のためには最小限で済みます。そもそも、食事については節制すべき、あまり性的な欲求を表に出すのはよくない、という社会通念があるのに、睡眠ばかりは節制どころかもっと積極的に寝ようといわれるのも不思議な話です。本来は、睡眠だって積極的に節制すべきなのです。

欲求というのは生存や健康のために必要な分だけ出て、それが満たされれば消えるという使い勝手のよい便利なものではありません。欲とは、まさに欲張りで、際限のないものです。

睡眠の欲についても同様に考えていただくことが大切です。つまり、「眠いなら寝たほうがいい」というのは必ずしも正しくないということです。

睡眠という事象から離れれば離れるほど、「なぜ、あんなにも自分は睡眠を欲していたのだろう」と疑問に思うことになります。これは、ショートスリーパーになって睡眠時間そのものが減った人が、不思議と眠気が減るのと同じようなものですし、睡眠をとらなければならないと考えていた人が、「そんなに睡眠ってとらなくてもいいんだ」と思うようになるほど、睡眠の欲求が減ることからも、睡眠から離れるほど、睡眠という事象に囚われなくなると考えられます。

逆に、睡眠を必要以上に意識し、必要以上に睡眠をとればとるほど、睡眠の引力は上がるので。白砂糖中毒の人や、ニコチン中毒の人が理由をつけて摂取しようとすることと同じです。実際に睡眠時間に変化が起これば、その変化に対応した欲求になります。

三大欲求だからこそ、柔軟な対応能力を身体が持っています。他の人よりも睡眠時間が長かった人は、すでに寝ても寝ても眠いという睡眠中毒の症状が出ているかもしれません。

1　Circ J74(Suppl. II).963-1084,2010
2　井上昌次郎「睡眠科学の基礎」http://jssr.jp/kiso/kagaku/kagaku.html

第5章

4つの眠気の取扱説明書

眠気にも種類がある

「睡眠が害悪というのは理解しても、どうしても眠たくなって寝てしまう」「眠らないとストレス症状になる」……。

ここまで読まれた読者のみなさんは、そのようなジレンマを感じていることでしょう。睡眠の正しい知識を得た後は、日々の活動における一番の問題である眠気を解消するステップとなります。

しかし、「そもそも、眠気とは『睡眠をとりなさい』という身体からのサインではないのか？」「その眠気に逆らうということは、むしろ不自然な行動であり、健康を害するのではないか？」と考える人がいるかもしれません。これは、「寝ないと不利益が起こる」という睡眠の常識に囚われている人の典型的な原理主義意見といえるでしょう。

眠気が発生するたびに寝たとしたら、間違いなく社会生活を営むことはできない、ということに想像力が及んでいないのです。社会的動物である人間は、本能に抗って生きなければならないことが多々あります。眠気についても、寝るべきタイミンではないのに発生してしまうということが問題なのであって、「生理現象に従って眠りなさい」では何も解決しません。扱い難い眠気を、いかにコントロールすべきかを考えることが大切なのです。

ここでは、大まかに次の4種類の眠気をお伝えして、日々の眠気に対する向き合い方を伝授します。

- 睡眠物質が原因の眠気
- 本能が原因の眠気
- 脳波が原因の眠気
- 習慣性が原因の眠気

睡眠の専門家は「眠気が問題だ」と注意喚起ばかりしてきます。しかし、その対策は眠気というものを分解することなく、4種類の眠気を一緒くたにしているため、まったく的はずれな眠気対策を提案しています。

また、単純に睡眠時間を増やすことも重要かもしれませんが、十分な睡眠時間が確保できない人へ、そのような提案をしたところで、現状を変えるのは難しいと考えられます。

そもそも、眠気が出ること自体を問題といって、眠気が発生した後のことは自己責任のように責め立てていることも少なくありません。

「睡眠不足だから眠気が出るんだ」と、眠気が出やすい人を自己管理ができていないと否定しているような感覚です。ただし、むしろ眠気が出ている人を責めるのは優しいくらいです。

睡眠時間が少しでも短いと、「睡眠負債が溜まり、後から健康に悪影響が出るよ」と、聞いてもいないのに、呪いのような言葉をかけてきます。本当に聞きたいのは、そんな呪いの言葉ではなく、自分の人生で取り入れられる解決方法や、眠気に悩まず自分の人生を建設的に設計できる方法論のはずです。

眠気というのは、睡眠時間が長かったとしても、行動次第で大量に発生するものです。たとえば、前日に10時間眠っていたとしても、新幹線の中で何もやることがなければ眠ります。逆に、1時間睡眠だったとしても、自ら能動的に海に入ってサーフィンをすれば、眠気が出ることはほとんどありません。眠気を睡眠時間や睡眠の満足度だけのせいにするのは、極めて横暴と言えます。

これからお伝えする眠気が発生する要因を理解して、ご自身の生活の中で、どの眠気が発生しやすいのか、どのように眠気を攻略するかなどを考えながら、ぜひ楽しんで眠気の観察をしていただければ幸いです。

読み終わったときに、眠気に種類があるということだけでも、確実に納得していただければ問題ありません。

睡眠物質が原因の眠気

まずは眠気を起こすアデノシンという睡眠物質の説明をします。

よく睡眠不足や、睡眠負債と言われるのは、この睡眠物質アデノシンが脳の中に溜まっていることを指しています。では、アデノシンとは、人体にとって不必要かつ有害なものか……と言われると、そんなことはありません。人体でエネルギーを生み出して、それを使用する、血管を膨張して、血液の循環を改善するなど、重要な役割を担っています。

ここでのアデノシンの説明は、あくまでわかりやすい例にしますので、完全にすべてを説明しきっているものではないことをご了承ください。「アデノシンは厳密には違う！」といったご指摘もわかりますが、あくまで眠気の発生メカニズムを理解していただくためのものです。

アデノシンは身体における車（運び屋）というイメージを持ってください。そうですね……便宜上、テスラ自動車（自動運転で有名な電気自動車）と思っていただければわかりやすくなると思います。何を運んでいるかと言うと、リン酸というエネルギーの元となるものです（リン酸は他の用途もありますが、重要な項目を説明するためにあえて説明を省きます）。このリン酸は、わかりやすく言うと、人（作業員）だと思ってください。

アデノシンという車にリン酸が3人乗車しているとき、ATP（アデノシン三リン

睡眠物質アデノシンが脳に蓄積するまで

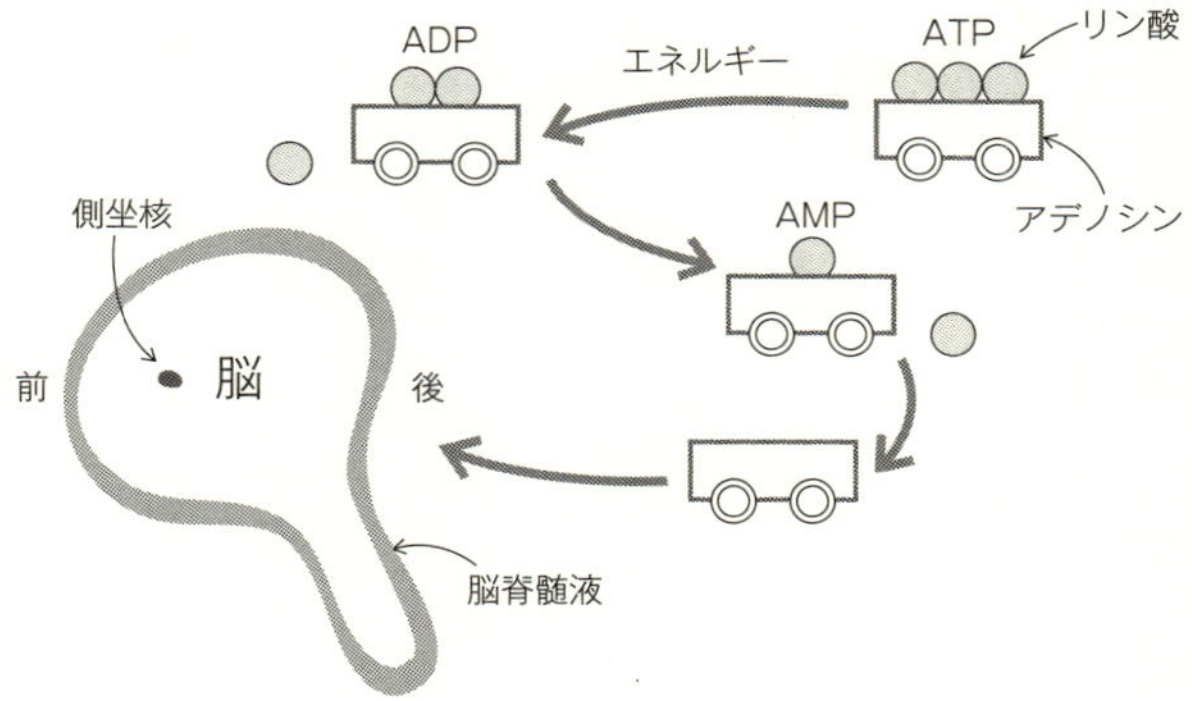

酸）という名前が付きます。2人のときはADP（アデノシン二リン酸）、1人のときは、AMP（アデノシン一リン酸）となります。

ATPからADPに状態が変化することを、ATP産生といい、体内でエネルギーを生み出すことができます。リン酸1人が作業をしに車から降りているイメージです。

ATPからADPが最も効率よくエネルギーを生み出せますが、筋トレなどの激しい運動で、大量にエネルギーが必要な場合、ATPからリン酸がすべて外れるという事態が発生します。つまり、車からリン酸3人が全員降りるという状況です。

リン酸という、車の作業員が誰もいなく

なったアデノシンは、自動運転をはじめます。この行き先が、側坐核《そくざかく》や、脳脊髄液《のうせきずいえき》といった脳の部位で、ここに一定量以上のアデノシンが溜まることで、眠気が発生しやすい状態となります（環境や状況などでも変わるため、必ず眠気が出るわけではありません）。

食事（主に糖）を摂取することで、ATPが産生されますが、その後エネルギーを使用してリン酸が外れると、アデノシンが体内に発生します。このアデノシンが先ほどと同じように、脳に蓄積すると、眠気を発生させるため、食事の後の眠気助長につながります。

他の角度からも、アデノシンが眠気を発生する仕組みを説明します。

アデノシンはモノアミン神経伝達物質の1つで、覚醒するためのホルモンであるヒスタミンの放出を抑制します。結果として、ヒスタミンが減ってしまうことから眠気が発生します。抗ヒスタミン剤の鼻炎薬や花粉症の薬がありますが、これらを服用することで眠たくなるのも同じ理屈です。ヒスタミンの作用を抑制してしまうためです。

カフェインの使い方

エネルギーを消費すると、つまり活動すればするほどアデノシンが溜まるわけですが、それが眠気を疲労と勘違いしてしまう要因となります。

しかし、睡眠物質はあくまで睡眠物質であり、疲労物質ではありません。

適切に睡眠物質を除去し、そして脳にアデノシンが溜まらないように事前対策をうっておくことで、この眠気を軽減することができます。

アデノシンが大量に発生する45分前に、カフェインを摂取しておくことで、アデノシンが脳に蓄積して眠気を発生させるのを阻害することができます。

正確には側坐核にアデノシンが入る前、もしくは入った後に、カフェインが本来アデノシンが吸着する側坐核の受容体と結合することによって、眠気を抑制できます[1]。また、カフェインはアデノシンがヒスタミンを抑制するプロセスを阻害することも判明してきています。

トレーニングや有酸素運動をする人は、運動をはじめる45分ほど前に、カフェインを摂取することで、運動によって発生するアデノシンが脳に蓄積されることを阻害できます。また、カフェインはエネルギーを生み出すＡＴＰ産生を助長する効果もあります。つまり、運動前のカフェインは、眠気の予防だけでなく集中力や効率を向上させるため、一石二鳥となります。

このように、睡眠物質に対して非常に有用な効果を発揮するカフェインですが、カフェインの摂取に関して女性は特に、警戒している人も多いように感じます。

たとえば、カフェインを摂取することで身体が冷えるという説がありますが、そのエビデンスとなる実験の裏側は、実験最中にカフェイン耐性の弱い人が、カフェインの利尿作用により何度もトイレに行き、そのトイレの温度が低かったことが影響しているという話もあります。カフェイン自体が体温を下げて身体を冷やすという主張は信憑性が低いものばかりです。

カフェインはむしろ体温を向上させたという研究結果もあり、第1章で紹介したような統計のマジックがはたらいていたり、恣意的な実験が行われている可能性も高いのです。

妊娠中や授乳中にカフェインを摂取することが危険という風潮もありますが、授乳期の投薬に関するレファレンスブックとして有名な「Medications & Mothers' Milk」によると、カフェインの摂取は「比較的安全」という評価です。カフェイン摂取量の1％が母乳に含まれると言われていますので、極端にとりすぎない限りは、まったく問題がないレベルと考えられます。私も、セミナーなどで気にする必要はないと説明しています。

カフェインに関して、1回でどれくらい摂取すればいいのか？　という疑問があるかと思いますが、成人であれば、体重×3㎎という量であれば、副作用はまったく認められないという研究があります。体重65㎏の人であれば、レギュラーコーヒー3杯を一気飲みするくらいの量です。つまり、常識的な量であれば、副作用を気にする必要はないと考えられます。同じように、1日の摂取量は体重×6㎎であれば副作用は認められていません[2]。

睡眠物質に関連する眠気の発生条件は、単純なロジックのため、これから紹介する他の眠気の発生条件に比べて対策する難易度は低いと言えます。

どうしても眠気が慢性的に起こっているように感じる場合は、パワーナップやお昼寝という形で、日中に睡眠をとれば、驚くほどスッキリできます。

本能が原因の眠気

本能が要因の眠気というのは、次のようなものです。

- ●性欲を満たしたときに出る眠気
- ●食欲を満たしたときに出る眠気
- ●目に強い光を感じたときに出る眠気
- ●身体の背面や側面に圧力を感じたときに出る眠気

睡眠はすべての動物が行う動作です。野生動物が眠るシチュエーションは基本的に人間も眠気が発生しやすい状況といえます。本能的に安心安全を認知したときや、眠りについたほうが種の存続や生存に有利と判定されるときに出る眠気です。

睡眠物質であるアデノシンの蓄積も「本能が要因」といえるかもしれませんが、これから解説する眠気とは根本的に対処法が異なりますので、あえて別にしました。アデノシンに対するように、カフェインによる除去はほとんど期待できません（厳密には、食後はATP産生が行われ、アデノシンも生成されるため、カフェインが有効です。しかし、食事についてはアデノシン以外にもさまざまな眠気の要素が絡み合っていますので、ここでは本能が要因の眠気として分類し、説明しています）。

たとえば、食後や性行為のあとに、むやみに活動をすることは、生存確率をいたずらに下げてしまうことにつながります。生存のためにやるべきことが済んだら、眠りに落ちて、次に起きるべきタイミングまでやり過ごす……という本能がすべての動物に存在しています。

人間も睡眠をとっていたとして、重要な用事やアポイントメント、自分がどうしてもしたい趣味の時間などは、睡眠よりも活動を優先します。

本能の眠気に関しては、基本的に眠りにつけないシチュエーションに身を置けば、やり過ごすことが可能です。食事の後に、眠たくなってしまう……という人は、食事の後、外を歩いていれば眠ることはないはずです。

性欲を満たした直後は、男性は特に交感神経が優位になるタイミングがあるので、食事と同じように、眠たくなる前に外出して、活動していれば眠ることもないでしょう（歩けないほど眠いのであれば、もちろん寝てください）。

性行為後、女性の場合はそのまま眠りに落ちたとしても、むしろ睡眠物質の除去効率が高くなる状態となり、目覚めは爽快なのですが、男性は逆に、本能的に隣にいるメス（女性）を守るために睡眠物質を除去するフェーズの睡眠が出づらくなり、翌日以降に睡眠物質が原因の眠気が出やすくなるため注意してください。

後述する習慣性の眠気に関する箇所でもお伝えしますが、食事のあとに、本能の眠気に負けて眠るという行動を繰り返していると、身体が「食事は寝る合図だ」と学習してしまいます。結果として、いつでも食事を食べた後に眠たくなってしまうという状態になってしまいます。

食後の眠気を回避したい人は、周囲の環境や人の力を借りて、眠らないでも済むような状態をつくるようにしましょう。

あまりに眠たい時間が持続すると、生産性も落ちてしまい、周囲からの評価にも影響するため、どうしても食後の眠気に悩んでしまう方は、パワーナップをとることで、眠気を除去できます。身体は睡眠という状態に一度でも入れば、眠気の発生を抑えてくれる性質があるのです。

また、食事に関してのみ言えば、胃腸に血液が集中してしまうため、手足の四肢に血流がめぐりづらくなります。結果として、あまり手足に力が入りづらくなってしまい、眠気が発生してしまいます。

そして、代謝によって上がっている体温を血流でクールダウンできず、食後には手足が温かくなります。オーバーヒートしている状況といえますので、手足を軽くマッサージして血流を促進させましょう。身体が重たく、倦怠感があった人にも有効です。

脳波が原因の眠気

第2章でもお伝えしましたが、脳波があまりに出ていないとき、動物の本能として、もう寝ても問題がない状況と勘違いをしてしまい、眠気が発生します。

退屈なときや、取り組んでいる活動に飽きたとき、面白くない会議などに参加しているときに眠たくなるのは、脳波が出ていないことが大きな要因です。会議などでも自分が発言するときに眠気が飛ぶのは、話をするときに脳波が活発になるからと考えられます。

単調なリズムも脳波を一定にしてしまい、眠気が発生しやすい状態となります。たとえば、景色が変わらない道路の運転です。多くの人が高速道路の運転で眠たくなってしまうのは、脳波が非常に少ない状態で走行していることが大きな要因です。

誰かにやらされる作業というのも非常に眠気が発生しやすいものです。糸井重里さんと池谷裕二先生との対談[3]で、池谷先生が語った面白いエピソードがありました。

> たとえば、ネズミのヒゲ。あのヒゲって、ものすごく敏感で、人間の人差し指の先くらいの感度があるみたいなんです。だから、ヒゲでちょっと触れただけで、それがザラザラしたものか、ツルツルしたものか、判断できるみたいなんです。
>
> （中略）
>
> つまり、脳の反応が違うんですね。

ヒゲに対応した脳部位からニューロンの発火を記録していると、ザラザラしたものにヒゲが触ったときと、ツルツルしたものに触るときで、ニューロンの反応パターンが異なるわけです。

この実験やってるとおもしろいことがわかって、ときどきなんですけど、ヒゲに触ろうと、ものを近づけると、ネズミが自分からヒゲを動かして触りにくることがあるんですよ。で、このときの脳の反応が、ただ触れられたときより、10倍ぐらい強いんです。

上司や母親に掃除を命じられると、途端にやる気がなくなってしまいますが、自分自身で掃除をはじめたときは、本棚の本を著者名で五十音順にするくらいの勢いで、隅々まできれいに整理し、終えたときは爽快で気持ちよく、楽しいということはよくあることです。

あらゆる物事を「やらされている」と感じている人は、どのような刺激であったとしても脳波が10分の1まで落ちてしまい、退屈に感じてしまうでしょう。

自分自身で意思決定をして、能動的に行動していくことは、眠気対策として最高の対策の1つといえます。

また、指示待ちをするのではなく、言われる前に自分から積極的に行動することも非常に効果的な眠気対策と言えます。私がショートスリーパーになれたのは、多趣味でやりたいことが山ほどあったことも大きかったと思います。

ノイズで脳波による眠気を寄せつけない

テクニカルに脳波を出す方法としては、喫茶店などに行って、周囲のノイズの力を借りて、目の前の集中すべきことの脳波を上げるという方法があります。

ある研究[4]において次のような報告があります。

> カフェにおける周囲雑音（50 dB《デシベル》）～（70 dB）の中で作業をすると、クリエイティブなパフォーマンスが向上し、逆に高レベルのノイズ（85 dB）は、創造性を損なう。

この理由には、脳には眼の前にある事象に集中しようとする性質があるからです。眼の前にある作業が、周囲の騒音より少ない脳波しか出ない場合に、集中すべき作業の脳波レベルを強引に向上させて、集中力を発揮している可能性が考えられるそうです（向上効果があるのは70 dBまで）。

今度は眠気という目線で考えてみます。

喫茶店で作業をしていると、本来はものすごく少ない脳波しか出ない作業が、環境のレバレッジ（レバレッジとは投資などで使う用語で、テコの原理という意味があります。本来の状態よりもなにか別のものを用いて、効果を高く出すときにレバレッジという言葉を使用します）がかかることで、刺激の量が増えているわけなので、家に比べて眠気が発生しません。

また、車の運転時などは、雑音や雑情報、匂いの変化といった、いわゆるノイズが少ない状態でもあります。ここで、自分自身でノイズをつくり出すことによって、眠気を解消できるという方法もあるので紹介します。

片手運転を助長したいわけではありませんが……居眠り運転よりもマシということで説明します。

片手はハンドルを握り、もう一方の手は、フタの開いた状態で、水やコーヒーが入ったコップを持ちます。平衡感覚を整えるという作業は、みなさんの想像よりも脳波が発生します。この時に発生したノイズのような脳波が、メインの活動である車の運転の刺激を高めることにつながり、眠気が除去されるのです。

「たったそれだけの方法で？」と思われた方もいるかもしれません。

しかし、ぜひ一度試してみていただければ、効果の大きさを実感できるはずです。

このように何気ない1つの動作を加えるだけで、脳波が原因の眠気は除去できることが多いのです。

また同じ作業を繰り返し行っていると、刺激に飽きてくるのが人間です。

たとえば、手のひらをつねったとします。はじめは、「痛い」と思うかもしれませんが、数秒も経つと、痛みを感じなくなってきます。このように人は刺激に慣れるという性質があるため、同じ作業を続けていると、作業からの刺激に慣れて眠気が発生してきます。

この眠気を除去するためには、適度な休憩が効果的です。できれば、眠気が発生する前に休憩を入れるようにしましょう。その休憩は、なるべくそれまで行っていた作業とまったく違う動作をしてください。

運動をしていたのなら一旦立ち止まる。パソコン画面を見ていたのなら、目を休める。座っていたのなら立ち上がって、景色を見るようにする。仕事の話を続けていたのなら、サーフィンやパチンコといった趣味の話をして脳を切り換えるなど、まったく違う行為による休憩が有効です。

これらの休憩方法により、作業をフレッシュな状態で再開でき、再び強い脳波が出るので、眠気の除去だけではなく作業効率も上がります。休憩には一石二鳥以上の効果があるのです。

ちなみに、脳波が要因の眠気に対して、パワーナップに頼り切るのは推奨していません。むしろパワーナップのあとも、眠気が継続することが多くなります。

習慣性が原因の眠気

会議で眠くなる人は、ひたすら眠たくなりますし、車の運転で眠くなるというのは、他の眠気の発生する要因も多いのですが、「〇〇すると眠くなる」という経験の影響も非常に大きいものです。

また、いつも寝ている時間は何をしていても眠くなります。これは毎日規則正しく生活している人が、1日のリズムをコントロールするための重要な役割といえます。

たとえば、お風呂場の中で眠るということを基本的に人は行いません。溺《おぼ》れてしまうリスクなどもあるため、お風呂で眠るという行動は、人間として非常に不自然です。

しかし、お風呂の中で、2~3回も眠ってしまえば、次からお風呂で眠ることになんの抵抗もなく、そして眠気が強いときに、願ってもいないのに眠ってしまうという事態が発生するようになります。これは、「学習」という反射で、一度でも眠ったことのある場所や時間は、身体が眠ってもいいという許可を出すようになります。

『できる人は超短眠！』でも紹介しました、タレントのバカリズムさんのエピソードが最もわかりやすいので、再び引用させていただきます。

２０１２年12月29日に放送された「すべらない話」の中で、バカリズムさんは排泄に関する話をしました。ソファに座ってテレビを観ているときに、尿意を催した彼はわざわざトイレに行くのを面倒に感じ、その場でおしっこをすることを決意します。パンツとズボンは洗えばいいだけと思って試しにチャレンジしてみたところ、身体がなかなかおしっこを出そうとしません。それでも無理にやってみたら、えもいわれぬ解放感で大変気持ちよかったそうです。

これはトイレ以外の場所で排尿をしてはいけないと、何十年もかけて身体に刷り込んできたものを、意思の力が崩壊させたことで起こった事象です。長年の禁欲生活から一気に解放されたようなものかもしれません。もし体験したい……という方は、トイレ以外でおしっこをしてみると、この心と身体のギリギリの折衝を感じることが可能です。

バカリズムさんはその経験があまりに気持ちよかったので、翌日もう一度ソファで排尿をします。しかし、前日よりもすんなりおしっこが出て、その分気持ちよさも減ったとのことです。

気持ちよさが減ったこともあり、それを最後にトイレ以外で自分から排尿することは止めたそうですが、そこから悲劇がはじまりました。なんと、その後1週間くらいおねしょが止まらなくなったということです。

バカリズムさんは、「膀胱《ぼうこう》が馬鹿になった」という言い方をしていましたが、これは膀胱に障害が出たのではなく、学習したということです。人間の膀胱は、「服を着たままおしっこをしてもいい」という新たな習慣を、たった2回の行動で身に付けてしまえるということです。彼が最終的に、尿意に苦しまなくなるまで、2カ月もの時間を要したそうです。

このように日々の生活の中で、私たちはとどまることなく、学習というステップを歩んでいます。自分自身が望まぬほうに学習しないように、眠気に関してもなるべく発生させることなく行動することが重要となります。

連続して同じ場所や時間で眠気を発生させてしまうと、身体はすぐに覚えてしまうため、翌日や次に同じ行動をする際は、眠気が発生しないような工夫を持っておくことが大切といえます。一度癖づいてしまった習慣性の眠気を取り除くには、大きな変化を加えることが一番楽です。

しばらくその行動を行わないようにしたり、その行動で使う道具を変える、場所を変えるなど、まったく同じ状態をつくらないことが大切です。そうすることで何が眠気を引き起こすトリガーになっていたのかが、わかりやすくなります。

人は習慣性の生き物と言われるほど、習慣に甘える癖があります。だからこそ、眠気が出ずに活動するという習慣を身につければ、あなたの人生は大きく変わるはずです。一つひとつの眠気を丁寧に除去して、活動していくようにしましょう。

逆説的に、習慣性の眠気を利用して、不眠症の人は、眠るタイミングを調整することも重要です。いつも布団に入って1時間は眠れない……というのであれば、1時間後に布団に入れば、習慣性の眠気が発生して、眠りにつける可能性が高くなります。

以上、眠気が発生する要因を大まかに4つの分類に分けて説明しました。

眠気の発生要因ごとに、注意すべき点や、対策が変わるのは非常に面白いところです。

この本を読んでいない人は、眠気に種類があることなんて知らないはずですので、おそらく眠気にカフェイン一辺倒の対策をしていると考えられます。

眠気のコントロールができるということは、多忙な現代社会においては強い武器になります。

ネイチャー・スリープのカリキュラムでは、もっと細かい内容を伝えていますので、より詳しく眠気の発生条件を知りたい方や、自分の眠気に悩んでいる人は、気軽に日本ショートスリーパー育成協会の開催する説明会などにご参加ください。

1 Journal of Neuroscience 6 July 2011, 31 (27) 10067-10075; DOI: https://doi.org/10.1523/JNEUROSCI.6730-10.2011

2 EFSA explains risk assessment. Caffeine

3 ほぼ日刊イトイ新聞「『やる気』と『脳』の話を、池谷裕二さんと。脳の気持ちになって考えてみてください。」https://www.1101.com/ikegaya2010/2010-10-01.html

4 Is Noise Always Bad? Exploring the Effects of Ambient Noise on Creative Cognition

第6章

入眠と起床の改善が9割

「睡眠の質」とは何か？

ここまで、繰り返し「睡眠の質」という言葉が出てきました。

睡眠時間が長くても寝起きが悪いときに（単純に寝起きが悪いだけにもかかわらず）、「睡眠の質が悪かったからだ」だったり、日中の眠気が発生したときに（眠気の発生条件を満たしているだけにもかかわらず）、「睡眠の質が悪かったから」と判断されることがあります。また、仕事のミスやストレスなども、「睡眠の質が悪い」ことが原因とされることがあります。

このように多岐にわたって、言い訳の温床となっている「睡眠の質」という言葉ですが、その定義は明確に一般化されていません。

強いて、「睡眠の質」を定義化するとすれば、睡眠物質の除去効率が高い睡眠ということもできます。しかし、いつも7時間の睡眠をとっていた人が、睡眠物質の除去効率が高くなり、5時間睡眠に変わった場合を考えてみてください。まったく問題ないように感じるかもしれませんが、世間はそう簡単に認めてはくれません。減った2

時間の睡眠時間に対して、睡眠負債、不眠症と判断するという、本末転倒なことが起きかねないのです。すなわち、「睡眠の質」という曖昧な言葉に翻弄《ほんろう》されるとろくなことがありません。

しかし、本章ではあえて、みなさんの快眠ライフのために睡眠の質を定義化し、それを上げる方法をお伝えしたいと思います。

共通するのは起床と入眠で苦労している点

さて、私はショートスリーパーになることが現代の日本社会に最適化された睡眠だと自負していますが、だからといって長時間眠る人を否定しているわけではありません。

睡眠の価値観は人それぞれであり、メリットはなくとも気持ちがいいという理由だけで眠ってもいいと考えています。ケーキを食べている人に、「身体に悪いからやめておけ」というのはナンセンスです。身体によくないことをわかっていても、ケーキを食べる幸福感は他には代えがたいものです。

あくまで、短時間睡眠で活動する人は、現代社会で成果を出したい、活動時間を増やしたいという方だと考えています。現状の生活に満足していたり、毎日がある程度ゆとりのある人がショートスリーパーになるのは、それもまた不自然です。

しかし、長短にかかわらず自分の睡眠をコントロールできるようになれば、睡眠生活の満足度もより上がるはずです。

そもそも、多くの人が睡眠の状態に入ること（入眠）や、睡眠の状態から脱出すること（起床）すら、コントロールができていません。

人は自分の睡眠の満足度や、睡眠の質といったものを、寝つきがいいか、寝起きがいいかで判断する傾向があり、厚生労働省が公表している「健康づくりのための睡眠指針2014～睡眠12箇条～」に基づいた保健指導ハンドブックの第4条には次のように記されています。

客観的指標（睡眠脳波により把握した総睡眠時間など）よりも、主観的指標（睡眠の満足度や主観的な睡眠時間、睡眠による休養感など）の方が、心の健康と強く関連することが示されています。

国民の睡眠に自信を持たせ、主観的な満足度を引き上げることが重要ということです（睡眠負債といった時間的側面一辺倒で睡眠を評価する論調よりも、厚労省の指針のほうを私は評価します）。

入眠や起床を改善しないことには、「なかなか寝付けない」「朝起きるのがつらい」と、睡眠に対して毎日悩むことになります。つまり、入眠と起床さえ改善すれば、悩みの多くが解消されるのです。

また、順天堂大学の研究報告[1]においても、「睡眠時間よりも、スムーズに寝付けないことが本人にとって最も苦痛な状態になっていると考えられる」と記されています。

睡眠の満足度と睡眠の質は必ずしも一致するわけではありませんが、睡眠の満足度が高く感じられることは、人生の幸福度から考えても素晴らしいことです。では、ここからは一つひとつの睡眠フェーズを丁寧に観察し、修正すべきところに手を加えていきましょう。今後の人生でずっと使える技術を習得でき、人生の幸福度を飛躍的に向上させることができます。

寝入りがうまくなるコツ　10分以内を目指す

深夜バスや飛行機といった移動中に眠れないだけでなく、布団に入って寝ようとしても眠れないのは非常につらいことです。私の兄も布団に入ってから1時間ほど眠れないという入眠障害を患っていました。当時は、毎日夜が来るたびに憂鬱な気持ちになっていたそうです。

また、夜の睡眠だけでなく、日中にパワーナップをとることが効率的な睡眠とわかっていても、15分以内に睡眠状態に入れないのであれば、パワーナップの失敗です。まずは確実に10分以内に入眠することを目指していきましょう（ちなみに、私は1分以内に入眠できます）。

そのためのコツは3つあります。

●心身を脱力させる

●入浴
●寝るときの姿勢を気にしない

それぞれについて解説しましょう。

心身を脱力させる

身体の脱力はどのように行うべきか？

実は寝る前に脱力するには、それ以前に相応の過程を踏まなければ無理な話です。

脱力とはその字面のとおり入っていた力を抜くことです。もともと力が抜けっぱなしでは脱力という過程が発生しません。

可能であれば、日中に1時間以上、筋トレや有酸素運動をする癖をつけることです。

日中に一度力を入れるという動作をすれば、身体はおのずと力を抜く動作を入眠前に行います。

なかなか運動する時間を捻出《ねんしゅつ》できなかった人は、入眠前にストレッチやヨガを行うことで血流を促進させると、体温や自律神経の観点からも入眠しやすくなります。

どうしても「脱力した！」という実感を味わいたければ、あくびをしてください。口を縦に大きく開いて息を口から吸い込むことで、人工的に「あくび」を出せばいいのです。このあくびをプリセットルーティンとして、入眠行動を開始できます。

できれば、あくびをしたときに大きく伸びをしてください。凝り固まった関節や筋肉を解すことができます。手足の血流を促すことで睡眠中のうっ血をある程度予防でき、翌朝スッキリと起きることができます。

入浴

安定して入浴を生活習慣に組み込める人は、布団に入る1時間前に入浴して一度体温を上げることも入眠に効果的です。シャワーではなく、湯船に10分以上浸かったほうが効果的です。

特に冬は入浴しておくことで、静電気対策にもつながります。寝室とお風呂場が近い場合は、お風呂場からの湯気で適度な加湿効果も期待できます。

睡眠の最中は静電気や乾燥状態のケアがしにくいので、どうしても肌にダメージが発生します。私自身がアトピーだったとき、睡眠中は際限なく掻きむしることになっていました。

また、乾燥している環境で眠ると、口内の粘膜などが乾燥することで、免疫力が低下します。自分はしっかり鼻呼吸ができているという人も、睡眠中は口呼吸になりがちで、起床時に喉を痛めるケースも多いのです。したがって、加湿をしておくことで、口内の乾燥や免疫力の低下を軽減できます。

寝るときの姿勢を気にしない

寝入りの向きは上を向いていようと左を向いていようと、どこを向いていてもかまいません。どうせすぐに寝返りが発生して、入眠時と違う状態に移行します。

よく、入眠はこうしましょう、ああしましょうといったノウハウがありますが、そのノウハウを守ろうとすることで、逆に身体も精神も緊張してしまうこともあります。

入眠で大切なのはリラックスです。頭が空っぽのほうが、眠りに入りやすく夢を見られるのです。

豆電球の状態で眠るのがいいのか、真っ暗なほうがいいのか……。よりよい睡眠をとるための環境については好みが分かれるところです。

私は、この疑問に対して「自分が気にならないほうが睡眠に有利」と回答しています。つまり、より睡眠に適した環境というのは、人それぞれということです。

眠っている間にも実は意識はあるため、入眠時に次のような不快感がある場合は、睡眠の最中もずっと気になりつづけることになります。

- 汗がべとついて眠れない
- 部屋の明かりが気になる
- 冷蔵庫の音が気になる
- 布団が薄くて寒い

結果として、眠気の原因となる睡眠物質の除去効率の低下を招くので、眠る前に不快感を取り除くことが重要です。

寝始め90分がカギ

寝始めの90分こそが睡眠の本質と考えられます。日本国内のホルモン研究の権威である、銀座上符メディカルクリニックの所長上符正志先生も、寝始めの90分に睡眠の9割の要素が詰まっているといいます。

これは寝始めの90分以内に、成長ホルモンが分泌される睡眠紡錘波といった、大きな意味合いをもつ睡眠段階が詰め込まれているためです。睡眠がもつ効果の90％は、この90分で発揮されます。

そもそも野生動物が何時間も睡眠時間を確保できる保証はありません。睡眠をとりはじめてすぐに、睡眠で得るべきものを享受することは当然のことです。食事で考えても、やはり食べはじめほど吸収率が高くなります。多くの事象は、とりはじめに大きな意味が存在し、時間経過とともに、効率が下がっていくものです。

睡眠全体の質を向上させようとしても、非常に難しい問題になりますが、寝始めの

90分の質をいかに上げるかに注力すれば、問題の難易度が劇的に下がります。

晩酌は深酒をすることなく、最低でも眠る2時間前までに終わらせます。アルコールが血液脳関門《けつえきのうかんもん》（脳内へ不要な物質を侵入させないはたらき）を突破して脳に入っている状態では、アルコールの除去に脳が注力してしまい、睡眠のはじめの90分に集中できなくなるためです。

夏でも冬でもシャワーやお風呂に入ってから、清潔な状態で眠る。寝具や睡眠時に着用する服はなるべく自然な素材のもので、ストレスのないものを選びます。

エアコンや加湿器など、睡眠環境の温度や湿度の管理をして快適に眠ることも大切です。目安として室温を26℃程度にし、夏や冬の季節に合わせた寝具を活用することで、快適な就寝環境を整えられます。

26℃だと暑いのではないか？　と思われるかもしれませんが、睡眠時に体温調整ができなくなる時間が20％ほど存在するため、部屋の温度は少し高めの状態が理想といえます。冬に室内温度を26℃にするのは難しいと思われるかもしれませんが、隙間風が入らないようにし、暖房を調整することで、26℃をキープすることはさほど難しいことではありません。

夏や冬に合わせた……と表現するのは、人は睡眠時の温度だけで、自分の環境温度が適切かどうかを判断しているわけではないためです。身体は、日中の活動における外気温の記憶があり、その記憶が就寝時にまで影響力を及ぼします。

すなわち、日中暑かった場合には、眠る時に涼しい状態を求めますし、日中が寒かった場合は、必要以上の暖かさを求めることにつながります。

また、寝始めの睡眠は寝る直前の行動でも大きな差が生まれます。しっかりと手足の末端まで血流を流して、足の裏を足湯などで温めて眠ることで、眠っている間の血流不足を最低限に抑えることが可能です。

このように、寝始め90分だけよくすると考えれば、さまざまな対策を思いつくものです。

ぜひ楽しんで自分なりの90分快眠法をカスタマイズしてください。

睡眠中の尿意はどうする？

睡眠の途中、尿意で起きてしまうという悩みをお持ちの方もいます。

しかし、これは間違った認識です。実際には、尿意で起きているのではなく、起きたときにトイレに行く癖があるため、夜中に目が覚めたときに反射的にトイレに行くことになります。夜中に目が覚めてトイレに行っても、あまり尿が出なかったという体験をしている人も少なくありません。

当たり前の話ですが、眠りについてからは環境を改善することは不可能です。つまり、入眠前に睡眠のための準備をどれだけ行うかが、睡眠中の状態、睡眠物質の除去効率を左右すると覚えておいてください。

ショートスリーパーは睡眠をないがしろにしていると思われがちですが、実際には、睡眠のための準備を他の人よりもしっかりと行い、睡眠物質の除去効率を最大限に引き上げているからこそ、短時間睡眠で活動することが可能となっています。

睡眠時間の長さが睡眠に対する愛情と勘違いをしている人もいますが、むしろ逆に睡眠時間を長くとっている人ほど、睡眠に対してだらしない行動をしている可能性があります。

起床がうまくなるコツ

多くの人は、寝起きが悪いときに、睡眠不足を不安に感じたり、睡眠の質が悪かったと考えがちですが、それはまったく違います。あくまで起床は起床であり、睡眠全体ではありません。

有名な説として、レム睡眠の段階で目を覚ますと起きやすいという話があります。これは正しいのですが、だからといって、90分サイクルで訪れるレム睡眠の段階で目を覚ますように指示している睡眠の専門家が多すぎます。

野生世界で生きていると仮定して、90分サイクルでしか良質な目覚めが手に入らない動物がいたとしたら、すぐに絶滅しているでしょう。人間も含めてすべての動物は、起きたいタイミングや、起きるべきシチュエーションのときに、目を覚ましてすぐに活動することができます。これは起床するためのホルモンが睡眠中（起床する前）に出ているためです。

ではなぜ寝起きがつらいという方がこれほどまでにたくさんいるのでしょう。

それは、起床ホルモンが出なくなる動作を繰り返すことで、それが習慣となってしまったからです。

起床ホルモンが出なくなる動作とは、二度寝を繰り返したり、スヌーズ機能を使うことです。二度寝は多くの人が快楽を感じますし、「むしろ起床がよくなる」と推奨している専門家もいますが、その日1日だけならまだしも、長期的に考えるとおすすめできません。本来、ホルモンの分泌に対して身体は準備をし、エネルギーを使いますが、二度寝をすることによってホルモンの発生が無意味だと身体が覚え、それが恒常化するのです。

また、起床ホルモンの量の低下はメラニン色素を抑えるメラトニンの分泌を抑制してしまうため、日中に日差しを浴びることでシミ・ソバカスが発生しやすくなると考えられます。

第4章にも出てきましたが、睡眠中には、ドーパミンやノルアドレナリンといった、行動を促すホルモンの受容を抑制するホルモン、ＧＡＢＡが発生しています。寝起きにまったく活動できなかったり、やる気が出ないのは、起床ホルモンが出ずにＧＡＢＡの影響をもろに受けてしまうためです。

反対に、起床ホルモンが大量に出るようになれば、寝起きがよくなり、睡眠に関する満足度がかなり向上します。「起きられないかもしれないから徹夜しよう」といった無理をすることもなくなります。

したがって二度寝を今日から一切しないでください。最初はつらいかもしれませんが、繰り返すことで身体の恒常性維持機能（周囲の環境の変化によらず、生体的に身体を一定に保とうとするはたらき）によって、起床がスムーズになっていきます。

ビタミンCを大量摂取して起床ホルモンを出す

起床ホルモンをもっと直接的に出したいのであれば、ビタミンＣを摂取しましょう。

起床ホルモンはＤＨＥＡ（デヒドロエピアンドロステロン）というホルモンを活発化させると分泌されやすくなります。そのＤＨＥＡを分泌させるために必要な栄養素はいくつか存在しますが、DHEAの分泌のときに大量に消費されるのがビタミンCなのです。

1回で1000mgを上限として2時間おきに摂取し、1日で6000mgは摂取したいところです。

これはサプリメントを使うことに抵抗がなければ、そこまで大きなストレスもなく実践できるはずです。

DHEAはあまり日本では馴染みが少ないホルモンかもしれませんが、米国などでは、若返りホルモンと言われ、知名度が高いのです。なぜ若返りと言われるかというと、DHEAが分泌されると、男性ホルモンのテストステロンや女性ホルモンのエストロゲンが生成されやすくなるためです。男性ホルモンや女性ホルモンは20代をピークに徐々に身体の合成力が減り、これが加齢の原因と言われています。

ワシントン大学の調査[2]では、DHEAを摂取することで、お腹まわりの脂肪が減少したという実験結果を発表しています。また、寿命という観点から見ても面白いのが、加齢とともにDHEAの分泌が減るという報告です[3]。つまり、DHEAの分泌を促すことでアンチエイジングできる可能性があるのです。

起床が難しい人のためのお助けサプリ

起床を爽快にする最もシンプルであり、難しい解決方法は、ストレスを感じない生活をすることなのですが、DHEAはコルチゾールとともに、抗ストレスホルモンとして、ストレスが発生したときに副腎《ふくじん》というとても小さな臓器から分泌されます。

現代社会のストレスは野生の世界をはるかに上回るようになり、副腎がストレスに耐えきれず、疲労困憊になっています。副腎が疲労すると、DHEAとコルチゾールの分泌が弱くなってしまい、結果として鬱々《うつうつ》とした気持ちになり、起床ホルモンの分泌も弱くなるため、寝起きがどんどんつらくなります。

そして、寝起きがつらいから、二度寝をしてしまい、起床ホルモンがさらに出なくなる……というネガティブなスパイラルに陥ります。

ストレスに対して眠ることで解決を促そうとする、まったくその人の状態を鑑みない睡眠の専門家が多数いますが、睡眠に逃げたところで何も変わりません。起きている間の自分の活動を見直したり、周囲の人のために行動することで、ストレスは大きく低下するものです。

ストレスの要因を今よりも軽減できれば、精神的にリラックスした状態で、入眠時の脱力もうまくできるようになり、寝入りがうまくなります。また、睡眠中の睡眠物質の除去効率も上がり、さらには起床時も爽快になります。

ストレスが悪い……というよりもストレスの発生原因を放置したまま、ストレス環境に自分の身を置いていることが非常に大きな問題です。

逃げても誰も助けてくれません。まずは面倒くさいことや、つらいことから先に対応を終わらせて、心の平穏を取り戻すことのほうが重要です。

現状、二度寝もしてしまうし、どうしても生活の環境が変えられないという方は、DHEAのサプリメントをおすすめします。ウェブサイトなどで、1回につき1瓶ずつサプリメントが購入できます。

ただし、DHEAを摂取しすぎると、身体がDHEAを出さなくなるというネガティブフィードバックがありますので、とればとるほどよいというわけではありません。サプリメントで摂取する際は1日に、20代で25mgまで、30代で50mgまで、40代で75mgまで、50代で100mgまでくらいを目安として使用してください。

起床ホルモンとDHEAがしっかりと分泌されるようになれば、今までの人生とはまったく別次元のロケットスタートができるようになります。

多相性睡眠は非常に効果が高い

ここまで入眠と起床のコツについて解説してきましたが、人間以外の動物はどのような睡眠をとっているのかを考えてみましょう。

実は、人間以外の生物は1日に何度も睡眠をとります。これを多相性睡眠といいます。

ナマケモノやコアラ、モグラといった動物は、1回の睡眠で長時間眠ります。効率のよさのためというよりも、そもそもやることが少ないことと、カロリーをセーブしているためと考えられます。また、動き回って天敵に狙われるよりも、じっとしているほうが、生存に有利な場合もあります。

そういったあまり活動的でない生物以外は、基本的に食事といった活動の後に睡眠をとり、起床後に移動をして睡眠をとり……と、何度も分けて睡眠をとります。これこそヒトも含めたあらゆる動物の本来の睡眠のスタイルと考えられます。

私が独自理論の睡眠法をネイチャー・スリープと謳《うた》っているのは、こういった野生動物の睡眠を参考にして、それを現代社会向けに最適化、カスタマイズしているからです。

話を元に戻しまして、夜の睡眠時間を少し短くする代わりに、60〜90分の睡眠を日中にとることで、総睡眠時間当たりの睡眠物質の除去効率は極めて高くなります（夜の睡眠時間を短くしないと、糖尿病のリスクが高まるので注意してください）。

そのため、時間を分けて何回も眠る多相性睡眠は、睡眠導入の最も効果の高い段階を1日に2〜3回とることができるので、非常に効率のよい睡眠と考えられます。

多相性睡眠をとることとは、現代の社会ではなかなか難しいと思われるかもしれませんが、もしダイエットを志している人であれば、昼にランチをしていた時間をまるごと睡眠に当ててみるのも1つです。

ショートスリーパー育成カリキュラムを受講していただいている方にすすめたところ、食事をするよりも午後の作業の効率が圧倒的に上がったという声を多数いただいています。

パワーナップのススメ

ここまで何度も出てきましたが、1日に何度も寝る時間がないという人は、「パワーナップ」と呼ばれる15分以下の短い仮眠でも、睡眠物質の除去が可能です。

多相性睡眠よりもパワーナップのほうが効率的なのではないか、という見方もあるのですが、多相性睡眠の睡眠物質の除去効率はパワーナップの比ではありません。逆に言えば、そこまで睡眠不足の感覚がない人であれば、多相性睡眠をとるよりも、パワーナップを1日に2〜3回ほどとることを推奨します。

私が3時間程度の睡眠時間だったときは会社勤めをしていたのですが、朝4時に起きて活動し、出社した直後の7時に1回目、10時の休憩で2回目、会社の昼休みに3回目のパワーナップをしていました。

会社の業務にもう少し前向きに取り組んでいれば、もっと回数を減らせたかもしれませんが、3回のパワーナップをとることで、建築の設計をするCADの画面とにらめっこする仕事でも、眠気に悩む回数は非常に少なかったと記憶しています。

パワーナップからパワーナップの間は2時間以上空けることが重要です。2時間以内に行ってしまうと、身体が二度寝と判断してしまい、入眠したての一番おいしい睡眠の段階が出ないことがあります。下手をすると、ノンレム睡眠の段階に移行してしまい、起床が非常につらいものとなります。

パワーナップ時の姿勢は、環境的に可能であれば、寝転がって行うのが最も効率がよくなります。起き上がって活動している人にとって、足が身体と水平になる時間は貴重だからです。

横に姿勢をつくることが難しい場合は、机に突っ伏して寝ていただいてもかまいません。できればパワーナップから起きた後に、腰を捻《ひね》る動きを入れて、腰回りや、座っているときに停滞している足の血液を流すようにしましょう。

パワーナップ時の姿勢について、『できる人は超短眠!』ではショートスリーパーに挑戦することが前提だったため、寝始めの脱力が強く、起き上がれないという事態を防ぐために、机に突っ伏す姿勢をすすめていました。もし起き上がることにストレスがない場合は、今回提案しているように、横になってパワーナップをしていただけると睡眠効率が上がります。

なお、パワーナップやお昼寝をする際は、なるべく安心安全な空間で、心身がリラックスできる状態が好ましいといえます。仕事中にパワーナップをとる場合など、日本の社会倫理上、罪悪感を感じる人もいますが、あまり気にしすぎると、眠気の除去効率が下がってしまうため、思い切りとメリハリをつけることが重要です。

席を離れることが可能であれば、思い切って席を離れて睡眠をとるようにしましょう。

睡眠という欲求の暴走を止めよ

睡眠不足による経済損失が何兆円というニュースを耳にすると「睡眠ってそんなに大事なんだ！」と思うかもしれません。しかし、次のように、思わぬタイミングで睡眠をとってしまうことで発生する直接的な被害の経済損失もまた大きいものです。

●用事や約束事があったのに、眠っていて時間をすっぽかしてしまう。
●寝坊して飛行機の予約時間に間に合わない。
●眠っている間にお腹が冷えてしまうなど、体調不良が起こった。
●鍵を忘れた家族の帰りを待っていたら眠ってしまって、家に帰れない状態をつくってしまった。

自己管理ができないことは、他者からの評価や経済損失に関して、ダイレクトに、即日、自分に反映されます。寝坊を繰り返したことで信用が二度と戻らないこともあります。

自然界において、ここまで情報が早く、忙しくなっている現代人ですが、ヒト以外の生物は睡眠という時間に活動できなくてもなんの問題もなく、むしろ自分自身が活動をするのに不利なタイミングで、巣穴から動かないことは、生存に有利といえました。

現代社会においては、夜中だったとしてもいともたやすく明かりや食料品、生活雑貨など、あらゆるものが手に入ります。生存に不利な時間というものが現代人にはほとんどなくなったのです。つまり睡眠によるメリットよりも、睡眠から発生するデメリットのほうが多くなっているのが現代の日本といえます。

たとえば、眠っている間はドーパミンやノルアドレナリンといった、活動のために必要なホルモンを受容することができません。

睡眠という状態は、意識がないわけではなく、単純に記憶がない状態となります。「同じじゃないの？」と思われるかもしれません。しかし、非常に大きな違いがあり、この違いは重要なので詳しく説明しておきます。

たとえば、あなたの父親と母親が並んで眠っていたとします。あなたが「お父さん」と声を掛けると、父親だけが「ん？」とリアクションをすることがあります。また、同じようなタイミングで「お母さん」と声を掛けると、今度は母親だけが反応を示します。ただ、2人とも声を掛けられた記憶はありません。

もし声をかけるだけではなく、水を顔に掛けるといった大きな刺激を与えると、睡眠段階にかかわらず目を覚まして活動状態になります。

生物は眠っているときも情報を取捨選択していて、起きるべきかどうか、どちらのリアクションをするかを精査しているということです。

我が家で飼っている、ハリネズムのレムちゃんも同じように、声を掛ければ反応しますし、どれだけ眠っていたとしても反応すべきタイミングのときは、目を覚まして活動しています。

では起きられないという人の身体の中ではいったい何が起こっているのか？　少し乱暴な表現をすると、理性では睡眠よりも重要と考えていることがあったとしても、身体が眠るという快楽を優先している状態が発生しているということです。

また、別の問題としては、入眠や起床するためのホルモンの切り換えがうまくできなくなっている可能性もあります。不眠症や眠れないといった状態は、ストレスや悩みなどが多い現代人に頻繁に起こる現象ですが、入眠しようとしてもできないという現象は他の生物には発生することのない、最も不自然な現象の１つです。

つまり、睡眠という能力で考えれば、現代人はネズミや昆虫以下といわれても、誰も反論できません。起きるべきタイミングに起きられないことも同じです。野生動物であれば即死の原因です。

野生動物であれば、彼らができている単純なことを、現代人は難しく考えすぎているせいか、まったくできなくなっています。

睡眠とは、本来自分を困らせるためにあるわけではありません。睡眠に関する知識を得ようとせず、第3章でお話ししたように一部の業界が利益を得るためにつくられた誤った情報や常識を鵜呑みにした結果、自分の中にある睡眠という欲求が暴走しているだけなのです。

自分自身の中にある睡眠の手綱を、自分自身の手に取り戻し、握ることが重要です。

多くの人が、眠気や情報操作によって睡眠不足の悪影響を恐れて生活しています。しかし、睡眠を自分でコントロールできるようになれば、今まで毎日のように感じていた恐怖から解放されて、発想力や行動力が圧倒的に向上します。

1 川崎瑶子・川田裕次郎・広沢正孝（2010）スポーツ系大学生における睡眠行動と主観的健康度に関する研究

2 Effect of DHEA on abdominal fat and insulin action in elderly women and men: a randomized controlled trial.

3 （2005）「日本内科学会雑誌年」94巻10号

あとがき　ある心療内科医の憂鬱

サーフボードにまたがり、波待ちをしながら海と空の境界線を眺める。

左手には顔を出したばかりの太陽と、右手には富士山というロケーション。鵠沼海岸の波は大きなものは少ないながらも、きれいな形で寄せては返す。まだ駆け出しのサーファーに波乗りのイロハを教えてくれる。

すれ違うサーファーと、今日の波はどうだ、明日の天気はどうだと言いながら、たまに来る波を競い合っては譲り合う。

大きな流れの中では、逆行しようと戻されて、流れに沿えば遠くまで運ばれる。自分の小ささと、波の大きさを痛感しながら、自然と溶け合っている感覚に文字どおり溺れている——。

波に抗うことも、歯向かうことも無力だと知れば、眠気と闘うことも同じだと理解できます。すべては物理法則によって決められているがゆえに自由なのです。

波に揺られて、心地よい倦怠感を感じたら、砂浜に戻って5分ほど眠り、またパドリングをして沖に出る。昼過ぎには海からあがって、ショートスリーパーの仲間と一緒に借りている湘南の家に行き、この本の執筆をしていました。

睡眠に悩む人が、この本を読むことで、悩みが解決されればうれしいし、解決まで行かなくても、少しでも睡眠に対する気持ちが楽になったのであれば御の字……。もっといえば、1日の笑顔の回数が1回でも増えるお手伝いができたのなら最高です。

「最高の睡眠」とは、活動中の笑顔が増える睡眠ではないでしょうか。

『できる人は超短眠！』を書いたときには生まれていなかった息子も、この原稿を書いているときには、2歳4カ月になりました。

ちなみにこのあとがきを書いているのは、朝の3時15分ですが、いまだに私の横にくっついたまま眠ってくれず、マグネット式のパズルをしているあたり、すでに非常識極まりない子どもだと思います。睡眠時間は、今は1日5時間程度でしょうか……。身長は95cmを超えて、体重も16kgを超えているあたり、「寝る子は育つ」ってなんだろうとつくづく思います。

子どもの可能性は無限大だなあと思いつつ、大人の勝手なウソばかりの価値観（睡眠の常識）で、その可能性の芽を摘みたくはないと思ったりしています。

医学に関していろいろ記載した今回の本ですが、すべてを否定しているわけではありません。むしろ、気持ちや状況がわからないわけではないのです。

本書をゲラの段階で読んでくださった、心療内科医の受講生からも次のようなコメントをいただきました。

睡眠薬とかが出まくっているという部分は、本当に耳の痛い話だと思います。やはり「眠ったほうがいい」という考えは当然のように浸透しており、「眠れない↓じゃあ睡眠薬」というのはもう定番ですから……。実際に自分自身も、ここまで短眠を理解しつつも、それでも限られた診察時間内で

「眠れない」と強く訴える方には、「では睡眠薬を」となってしまうことも多々あります……。何にせよ、短眠という考え方は、きちんと不眠の方が理解できれば、ものすごい福音になるなぁ、と思っています。

現場は現場の事情があり、そして、誰もが相手を不幸にしたいわけではありません。すべての医師は、人を救おうという志を持って医師になり、その使命に従ったうえで、置かれた環境やさまざまなしがらみによって限定された選択肢の中から、最善のものを選ぼうと懸命なはずなのです。

この本で世界の睡眠が変わることはないでしょう。世の中の流れや波は、この本程度では、微動だにしないと思っています。サーフィンをしていると、本当につくづく体感します。

私は世直しがしたいわけではありません。ただ、この本を手にとり、このあとがきを読んでくださっているときには、睡眠の不安が少しでも解消されて、日中の眠気が少しでも減って、ほんの少し口角が上がる時間が増えてくれれば……そんなことを思って一生懸命、執筆しました。

この本を読んでくださったあなたへ。

堀大輔は、あなたのためにこの本を書いたと思ってください。

一方通行の会話だったかもしれませんが、あなたを思って、出し惜しみすることなく睡眠の情報をお伝えしました。

これから毎日とる睡眠という行動で、一抹の不安がよぎったときは、また録画した番組のように、この本を見返して、不安を解消してください。

本では少し物足りない人は、気軽にinfo@short-sleeper.or.jpまでご連絡ください。心を込めて返事させていただきます。

最後になりましたが、この場を借りてお礼を伝えたい人がいます。

執筆活動のときに、忌憚《きたん》のない意見と表現のアイデアをくださった100メートルを10秒ちょっとで走る、3時間睡眠のショートスリーパーでマッチョの中原洋さん。

私の健康管理や栄養の情報、身体を理解していただき、ご指導いただいている山本義徳先生。

不躾《ぶしつけ》な問い合わせをしたにもかかわらず、お忙しい中、懇切丁寧に回答してくださった統計局の方。

あらゆる業務をサポートし、フォローしてくださったGAHAKU株式会社のスタッフのみなさん。

経営や批評で本当につらいときに、いつも元気をくれる妻の望と息子の翼。

放っておけないからという理由だと思うけど、ずっと短時間睡眠の講師を引き受けてくれている兄。

「ちゃんとしっかり寝てるか?」と今でも言ってくれる両親。

24時間以上密着して取材していただいたテレビ局関係の方々。

私の発言を信用してくださり、ネイチャー・スリープを受講してくださっている受講生の方々。

いつも学びをくれる海や山、自然や物理法則の数々。

こんなところまで、丁寧に読んでくださっているあなた。

本当にありがとうございます。

まだまだ完成には程遠い睡眠の理論。生きている間に、なるべく1つでも多くの発見をし、1つでも多くの情報を発信し、1つでも多くの笑顔を生み出すことに尽力してまいります。

まだまだ未熟な男ですが、どうかこれからもよろしくお願いいたします。

堀 大輔（ほりだいすけ）

1983年11月2日生まれ。兵庫県尼崎市出身。GAHAKU株式会社代表取締役。社団法人日本ショートスリーパー育成協会代表理事。1日平均45分以下睡眠のショートスリーパー。18歳で高校を卒業後、さまざまな仕事や趣味に没頭したことに加え、もともと1日8時間睡眠だったこともあり、ショートスリーパーになることを決意。7年もの歳月をかけて独学で睡眠の研究をし、25歳のときにようやく独自の短眠理論「Nature sleep」を構築、短時間睡眠を手に入れた。現在ではその理論をショートスリーパー志願者や睡眠に悩みを持つ人に伝える事業を展開。ショートスリーパーになった受講生は1000人を超える。テレビ番組の密着取材も積極的に受け、その信じられないような睡眠生活を白日の下にさらしている。

2016年に処女作『できる人は超短眠！』（フォレスト出版）を出版、ショートスリーパーになる方法を記した。賛否が両極に分かれたものの、反響は大きく、睡眠の常識に一石を投じた手応えを得る。しかし、その後も報道や睡眠関連書籍によって拡大再生産されつづける俗流睡眠論と、それに苦しめられる多くの人の姿を見て、改めて睡眠の常識へ反論することを決意。本書はその回答の一部である。

著書はほかに『食べない人ほど仕事ができる！』（フォレスト出版）などがある。

睡眠の常識はウソだらけ

2019年1月23日　初版発行

著　者　堀　大輔

発行者　太田　宏

発行所　フォレスト出版株式会社
〒162-0824
東京都新宿区揚場町2-18　白宝ビル5F
電　話　03-5229-5750（営業）
　　　　03-5229-5757（編集）
URL　http://www.forestpub.co.jp

印刷・製本　中央精版印刷株式会社

ISBN 978-4-86680-800-0
Printed in Japan